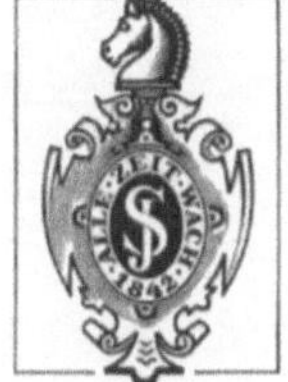

J. Schmidt-Voigt

Diagnostische Leitbilder bei koronarer Herzkrankheit

Mit 66 farbigen Abbildungen

Springer-Verlag
Berlin Heidelberg New York 1980

Dr. Jörgen Schmidt-Voigt
Chefarzt der Inneren Abteilung
des Kreiskrankenhauses Main-Taunus
D-6232 Bad Soden

CIP-Kurztitelaufnahme der Deutschen Bibliothek. Schmidt-Voigt, Jörgen: Diagnostische Leitbilder bei koronarer Herzkrankheit / Jörgen Schmidt-Voigt. – Berlin, Heidelberg, New York: Springer, 1980.
ISBN-13: 978-3-642-67684-0 e-ISBN-13: 978-3-642-67683-3
DOI: 10.1007/978-3-642-67683-3

Softcover reprint of the hardcover 1st edition 1980

2119/3140-543210

Was ist das Schwerste von allem?
Was Dir das Leichteste dünkt:
Mit den Augen zu sehen,
Was vor den Augen Dir liegt.

Johann Wolfgang von Goethe
(Xenien aus dem Nachlaß)

Geleitwort

Die erste Begegnung mit einem Buch von *Schmidt-Voigt* hatte ich als Student. Ich war damals beeindruckt vom „Gesicht des herzkranken Patienten". Es bedeutete für mich eine sehr eindrucksvolle, patientennahe Ergänzung einmal zu den in den Lehrbüchern aufgezählten Symptomen und klinischen Erscheinungsformen der verschiedenen Herzerkrankungen. Zum anderen vertieften die Bilder, die am Krankenbett als Student gewonnenen Eindrücke von Patienten mit unterschiedlichen Erkrankungen des Herzens und unterstrichen die Wichtigkeit der Inspektion, vor allem des Gesichtes des Patienten. Gerade dieses betont klinische Vorgehen bei der Untersuchung von Patienten droht in den modernen Konzepten der Medizin unterzugehen, da es vielen Kollegen bequemer erscheint, Labor und Apparate für die Diagnostik arbeiten zu lassen als die eigene Fähigkeit zur klinischen Untersuchung einzusetzen.
Als die Bitte zu einem Vorwort über die verschiedenen Ausdrucksformen bei den unterschiedlichen Formen der koronaren Herzerkrankung erstmals an mich herangetragen wurde, hatte ich große Zweifel, ob sich so viele Varianten für das Gesicht des Patienten mit koronarer Herzerkrankung beschreiben lassen. Bei der Durchsicht der Bilder mit den verschiedenen Ausdrucksformen des Leidens ließ ich mich jedoch überzeugen, daß trotz einiger Ähnlichkeiten in den durch die Krankheit gezeichneten Gesichtern feine Nuancen festzustellen sind. Ich denke dabei an die Darstellung des Infarktgesichtes bei Herzwandaneurysma-Perforation, das Gesicht eines Patienten während der akuten Phase mit der Gesichtsblässe aufgrund der Adrenalinausschüttung, an die von *Schmidt-Voigt* als Dyskardie bezeichnete kardiovaskuläre Funktionsstörung mit Extrasystolien und schließlich an das Gesicht des Patienten mit einer sog. Pseudostenokardie beim Magengeschwür.

Die Zusammenstellung der verschiedenen Ausdrucksformen des durch die Krankheit gezeichneten Gesichtes des Patienten mit Schmerzen im Bereich des Präkordiums, seien sie kardialer oder extrakardialer Natur, spiegelt die langjährige Erfahrung und die differenzierte ärztliche Kunst des Arztes *Schmidt-Voigt* wider. Dadurch, daß jedem Gesicht eine Fallbeschreibung beigegeben wurde, in der die wichtigsten Befunde zusammengefaßt sind, gewinnt das Buch auch weiter an Informationswert.
Der Monographie ist, obgleich sie nicht als klassisches Lehr- oder Sachbuch zu betrachten ist, eine große Verbreitung zu wünschen, vor allem unter Studenten und jüngeren Ärzten, die nicht selten zu einseitig nach den Gesetzen von multiple choice und Gegenstandskatalog ihre Ausbildung absolvierten.

Prof. Dr. H. J. Simon

Oberarzt der
Medizinischen Universitätsklinik
Bonn-Venusberg

Inhaltsverzeichnis

1 Einleitung

1.1 Begriff der koronaren Herzkrankheit

Unverändert nehmen auch in unseren Tagen Patienten mit einer koronaren Herzkrankheit in der Klinik ebenso wie in der außerklinischen Praxis eine Vorrangstellung ein. Und dies zum einen wegen ihrer Vielzahl, zum anderen wegen der in jedem Einzelfall möglichen Lebensbedrohung im Verlaufe der weiteren Krankheitsentwicklung. Dabei werden unter dem von Charles K. Friedberg geprägten Begriff der koronaren Herzkrankheit alle auf einer Erkrankung der Herzkranzarterien beruhenden pathologischen Folgeerscheinungen vereinigt.

Zu diesen klinischen Folgeerscheinungen der koronaren Herzkrankheit (KHK) zählen vor allem:

Angina pectoris
Ischämische Myokarderkrankungen
Herzinfarkt
Herzinsuffizienz
Papillarmuskeldysfunktion mit Mitralsegelprolapssyndrom
Koronarogene Herzrhythmusstörungen
Plötzlicher Herztod
Herzwandaneurysma

Unter dieser Vielzahl sehr unterschiedlicher Erscheinungsformen stehen Angina pectoris und Herzinfarkt heute im Mittelpunkt der ärztlich-wissenschaftlichen wie der allgemein-öffentlichen Aufmerksamkeit. Führendes Symptom bildet hier der Herzschmerz. Er prägt daher den Koronarpatienten in seiner anamnestisch-klinischen Symptomatik.

1.2 Leitsymptom Herzschmerz

Schmerzen im linken Thoraxbereich werden ganz allgemein und geradezu reflektorisch auf das Herz bezogen. Nicht immer muß es sich dabei aber um einen tatsächlich kardial bedingten Schmerzzustand im Sinne einer *organischen Stenokardie* handeln mit den graduellen Abstufungen einer Angina pectoris simplex (Schmerzdauer bis 5 min), Angina pectoris gravis (Schmerzdauer bis 30 min) oder eines Status anginosus (Schmerzdauer über 30 min). In der außerklinischen Praxis überwiegen sogar in der Regel die nicht organisch bedingten, sogenannten funktionellen Herzschmerzen vom Typ der *vegetativen Dyskardie.* Als dritte Gruppe schließlich zählen zu diesem weiten Feld differentialdiagnostischer Problemsituationen die zwar subjektiv von dem Patienten auf das Herz bezogenen, jedoch objektiv extrakardial verursachten Pseudostenokardien wie etwa bei Hiatushernie, vertebragenem Zervikalsyndrom o. ä.

Objektiv bedeutet der echte Herzschmerz vom Typ einer organischen Angina pectoris eine auf das Herz bezogene und kardial-koronarogen entstandene Schmerzsituation vorwiegend im retrosternalen oder präkordialen Bereich mit objektiv-apparativ nachweisbaren Krankheitszeichen. Im *subjektiven* Erleben des Patienten dagegen zählt jede in der Herzgegend wahrgenommene Schmerzsensation oder auch nur Mißempfindung zu den alarmierenden Symptomen, denen nach R. N. Braun möglicherweise „abwendbare gefährliche Krankheitsverläufe" zugrunde liegen können.

Akut gefährlich im objektiven Sinne vermag der Herzschmerz dabei durch Ausbildung eines manifesten Herzinfarktes zu werden. Eine gefährliche Entwicklung im subjektiven Sinne kann sich dagegen anbahnen, wenn bei psychologisch ungeschickter Führung und Beeinflussung des Patienten im Verlauf eines bloß vermeintlichen Herzschmerzes funktioneller Genese der Weg für eine iatrogene Herzneurose bereitet wird.

1.3 Schwierigkeiten bei der Diagnose

Trotz der vielfältigen Fortschritte auf dem Gebiet der apparativ-technischen Medizin im Computerzeitalter stellt der Patient mit Herzschmerzen im weitesten Sinne den Arzt nicht nur in der außerklinischen Praxis auch heute noch keineswegs selten vor schwierige diagnostische wie differentialdiagnostische Probleme. Dies gilt insbesondere für die Unterscheidung einer „bloß" funktionellen Dyskardie von einer echten Stenokardie; und ebenso für die Abgrenzung einer noch stabilen Angina pectoris von einem bereits eingetretenen Herzinfarkt. Gerade in den für das weitere Schicksal des Betroffenen so außerordentlich entscheidenden ersten Minuten und Stunden entzieht sich der Herzinfarkt des Anfangsstadiums bekanntlich bei etwa der Hälfte der Patienten auch heute noch dem sicheren objektiv-diagnostischen Nachweis, indem sowohl das EKG wie die Laboruntersuchungen noch ohne signifikante Veränderungen bleiben können. Andererseits fehlen bei den funktionell-dyskardischen Herzsensationen per definitionem eindeutige objektiv-diagnostische Kriterien. Für beide Bereiche tut sich für die praktische Kardiologie ein allgemein hinlänglich bekannter und unbefriedigender, ja gefährlicher „Hiatus diagnosticus" auf.

1.4 Bedeutung der „Leitbilder" für die Primärdiagnostik

Für einen möglichst weitgehenden Abbau dieses diagnostischen Hiatus hat es sich aus der übereinstimmenden Erfahrung der Praxis als unerläßlich erwiesen, neben den technischen Verfahren für die Diagnostik und insbesondere für die Früherkennung der koronaren Herzkrankheit mit dem führenden Angina-pectoris-Symptom eine sorgfältige Erhebung der Anamnese anzustreben und dabei die mit auffallender Regelmäßigkeit zu beobachtenden Veränderungen im Gesicht wie in dem Gesamtaspekt dieser Patienten zu erfassen und sie als „Leitbilder" in die Diagnostik zu integrieren.

Geprägt durch die spezifische Eigenart und Intensität des subjektiven Schmerzerlebnisses läßt sich bei dem organischen Koronarpatienten vielfach bereits im äußeren Erscheinungsbild das „Koronargesicht" bzw. die „Infarktphysiognomie" von den beiden anderen oben skizzierten Hauptgruppen einer extrakardialen Pseudostenokardie und vor allem einer vegetativ-funktionellen Dyskardie unterscheiden.

Prägende Merkmale für die Gesichtsveränderungen bei Kranken mit einer *echten Angina pectoris* vom Typ des Koronargesichtes sind die an die Schocksymptomatik erinnernde allgemeine Blässe sowie der schmerzerfüllt-ängstliche Gesichtsausdruck im Sinne eines von innerer Dramatik gezeichneten „Tibor-Blickes" der Prager Medizinischen Schule. Er wird unterstützt durch die mehr oder weniger eindrucksvoll ausgebildete spitze Nase mit der Aufblähung der Nasenflügel sowie durch den traurig-matten, in sich gekehrten Augenausdruck des introvertierten Stenokardieblickes als sichtbare Folge einer geringen Einengung der Lidspalte bei etwas stärker herabhängenden Oberlidern. Im Verlauf eines noch stärkeren Schmerzanfalles kommt es häufig zu einem gänzlichen Schluß der Augenlider. Diese vitale Urangst hat primär eine Schutz- und

Signalfunktion, indem sie die dringend notwendige motorische Immobilisierung und allgemeine Ruhigstellung erwirken soll. Weitere, das diagnostische Leitbild prägende Merkmale bilden die weiten Pupillen, nicht zuletzt die schmerzhaft gepreßte Atmung bei erhöhter Lage des matt-geschwächten Kranken. Er erscheint in seinem physiognomischen Eindruck und allgemeinem Verhalten akut als um Jahre gealtert.

Im eindrucksvollen Gegensatz hierzu drückt sich bei der *funktionell-vegetativen Dyskardie* im Gesichtsbild eine betont äußerliche, oberflächlich-theatralisch anmutende Gestik aus. Der Blick wirkt durch die meist nur halb geöffneten Lidspalten und die nach unten gerichtete Augenstellung geradezu sich selbst bemitleidend. Die häufig welke Gesichtsfarbe wird in ihrem kraftlos-matten Eindruck noch unterstrichen durch Schattenringe um die Augen mit dem charakteristischen halonierten Blick. Abweichend von einer echten kardialen Schmerzsituation sind die Augenbrauen meist nicht hochgezogen. Die Stirnhaut bleibt glatt und ohne Querfalten.

Bei der *extrakardialen Pseudostenokardie,* etwa im Rahmen eines vertebragenen Zervikalsyndroms mit Thoraxmyalgien, kommt es zu den als Leitbild visuell-diagnostisch erfaßbaren Gesichtsveränderungen verständlicherweise erst bei palpatorischer Schmerzauslösung in dem verspannten Muskelgebiet der Trapezius- und Pektoralismuskulatur. Pseudostenokardien anderer Genese, wie etwa bei Patienten mit einem gastrokardialen Symptomenkomplex, haben vielfach geradezu spezifische prägende Gesichts- oder Zungenveränderungen. Es sei hier nur erinnert an die Veraguthsche Oberlidfalte bei Hiatushernie.

Die vorliegende Sammlung physiognomischer Leitbilder stellt sich die Aufgabe, diese eben aufgezeigten Möglichkeiten einer zusätzlichen Integrierung ihrer primär diagnostischen Aussagefähigkeit in den Gesamtvorgang der Diagnosefindung bei Patienten mit einer koronaren Herzkrankheit unmittelbar anschaulich zu machen. Damit soll nicht etwa zum Verzicht auf objektiv-apparative und labormäßige Hilfen aufgerufen werden. Sie wollen vielmehr als optisch-visuelle Speicher-Engramme im zerebralen Kleincomputer des Arztes als Ergänzung dieser wesentlich aufwendigeren Diagnostik dazu beitragen, diese technischen Hilfen rationell einzusetzen; vielleicht auch manchmal dazu anregen, diese überhaupt erst in Gang zu setzen gemäß der Empfehlung des Paracelsus von Hohenheim: „Lasset die Augen eure Professores sein."

2 Leitbilder bei echter Stenokardie

2.1 Koronargesicht im Intervall

Anamnese

58jähriger Patient. Bis vor einem Jahr inhalatuves Rauchen von etwa 40 Zigaretten täglich. Seit 2 Jahren Herzschmerzen: bei körperlicher Belastung auftretende krampfartigstechende Schmerzen hinter dem Brustbein, die zu kurzen Ruhepausen zwingen. Gelegentliche Schmerzausstrahlung in den linken Arm. In den letzten Monaten häufigeres Auftreten derartiger Schmerzattacken auch schon bei geringeren Anstrengungen ebenso wie bei Aufregungen mit einer Dauer bis maximal 5 Minuten. In der Ruhe und nachts beschwerdefrei.

Klinischer Befund

RR 180/105 mm Hg. Keine Arrhythmie. Auskultatorisch Akzentuation des II. Aortentones. Systolisches Sklerosegeräusch über der Aorta ohne Fortleitung. Röntgenologisch Hypertrophie des linken Ventrikels bei beginnender Aortenkonfiguration. Aortensklerose. Lunge ohne Stauungszeichen.

EKG

(Abb. 1). V_1–V_6 im Ruhe-EKG normal (Abb. 1a). Im Belastungs-EKG (Abb. 1b–d) deutliche Zeichen einer vorübergehenden Ischämiereaktion (maximale ST-Senkung 4 mm = 0,4 mV) in V_2–V_6.

Aspektbefund

(Abb. 2). Nicht vorgealtertes Gesicht. Normale Gesichtsfarbe und Hautdurchblutung. Keine Lippenzyanose. Jedoch typisches „Koronargesicht" mit ängstlich-deprimiertem Augenausdruck als sichtbarem Zeichen einer Erwartungsdepression bzw. -angst vor Wiederholung der aus der Vergangenheit als schmerzhaft-bedrohlich erinnerlichen Herzattacken.

Beurteilung

Echte Stenokardien im Rahmen einer koronaren Herzkrankheit vom Typ einer Belastungs-Angina-pectoris bei labiler, primär-essentieller Hypertonie und früherem Nikotinabusus. Koronargesicht im Anfangsstadium als physiognomisches Leitbild.

Abb. 1
EKG V_1–V_6 bei Belastungsstenokardie
a Ruhe
b Sofort nach Belastung
c 2 min nach Belastung
d 5 min nach Belastung

Abb. 2
Koronargesicht im Intervall

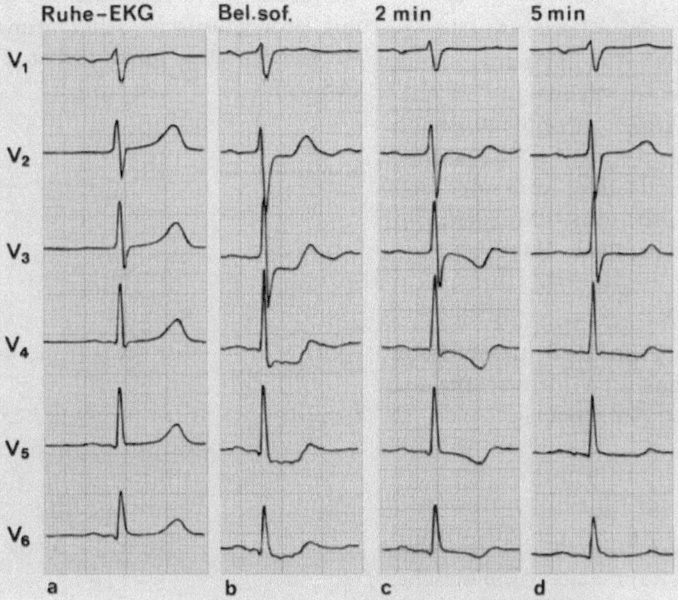

Ruhe-EKG Bel.sof. 2 min 5 min

V_1 V_2 V_3 V_4 V_5 V_6

a b c d

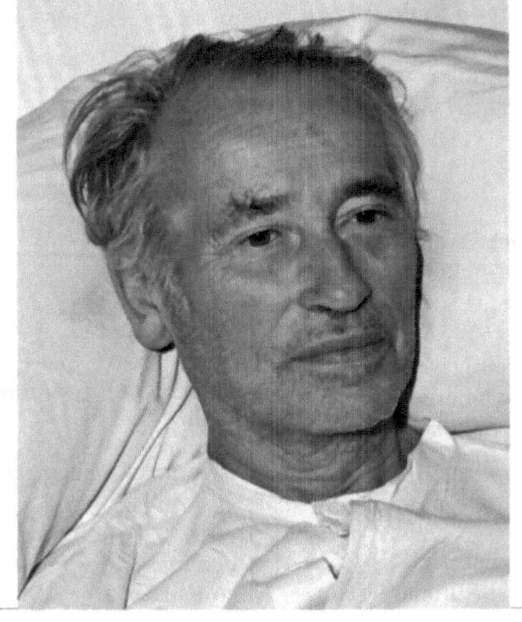

2.2 Koronargesicht im Angina pectoris-Anfall

Anamnese

64jährige Patientin. Seit 3 Jahren Anfälle von Herzschmerzen mit Ausgangspunkt hinter dem Brustbein und Ausstrahlung in die linke Schulter, in die linke Rückenseite interskapular sowie in den linken Arm. Anfallsauslösung zunächst nur während körperlicher oder seelischer Belastungen; seit etwa 6 Monaten Einsetzen jedoch auch bereits in Ruhe.

Klinischer Befund

RR 140/95 mm Hg. Keine Arrhythmie. Keine Zeichen einer manifesten Herzinsuffizienz. Auskultatorisch und röntgenologisch Normalbefund.

EKG

(Abb. 3). Im *Ruhe-EKG* während des Intervalls (V_1–V_6: Abb. 3a) bereits pathologischer Befund einer ischämischen ST-Senkung über V_4–V_6, über V_5 bis 3 mm = 0,3 mV. Im *Anfalls-EKG* (V_1–V_6: Abb. 3b) erhebliche Zunahme in der Ausprägung dieser pathologischen Veränderungen mit ST-Senkung bis 6 mm = 0,6 mV.

Aspektbefund

(Abb. 4). Die Aufnahme während eines Herzschmerzanfalles zeigt in dem vorgealterten Gesicht ausgesprochene echte Krankheitsprägung, erfüllt von dramatischer Schmerzempfindung bei deutlich erkennbarer Gesichtsblässe. Ptose der Oberlider, mittelweite Pupillen sowie Querfalten im Stirnbereich als Schmerzzeichen.

Beurteilung

Koronargesicht im Angina pectoris-Anfall mit ,,Adrenalinblässe" bei koronarer Herzkrankheit. Physiognomisches Leitbild für die primärdiagnostische Abgrenzung von Herzschmerzanfällen funktioneller Genese (vgl. Abschnitt 5).

Abb. 3

Anfalls-EKG V_1–V_6 bei koronarer Herzkrankheit

a Im Intervall

b Während Angina pectoris-Anfall

Abb. 4

Koronargesicht während eines Angina pectoris-Anfalles

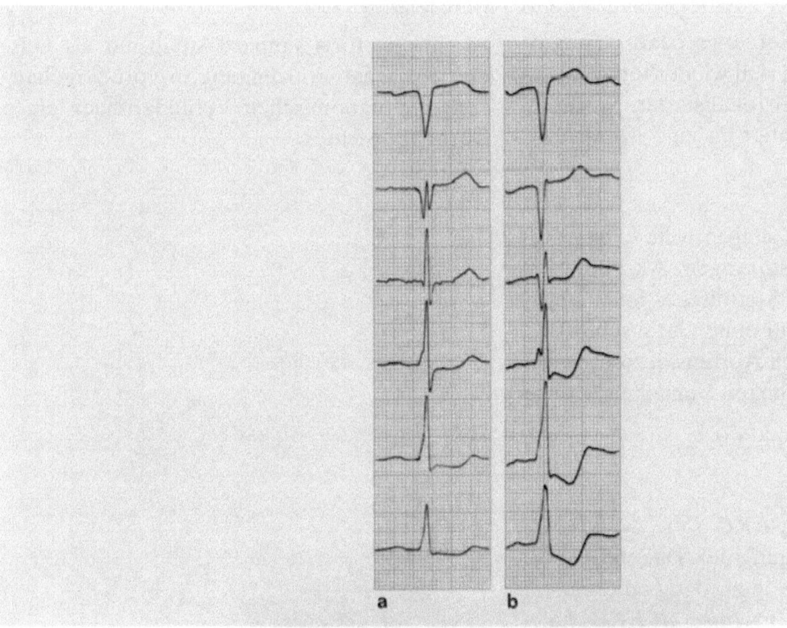
a
b

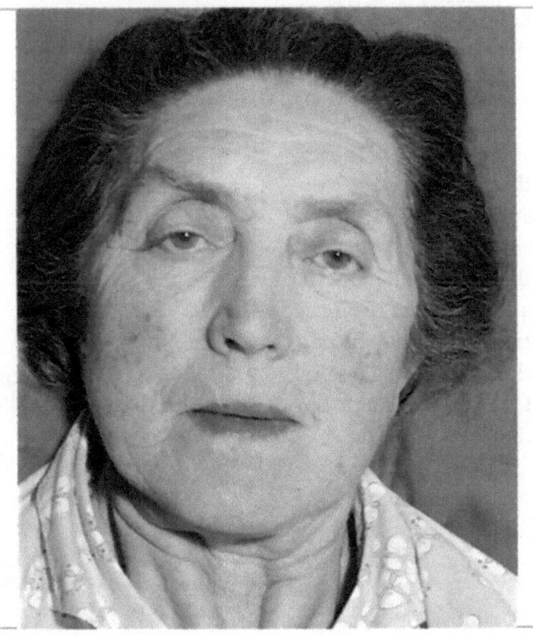

2.3 Koronargesicht im Anfall einer Angina pectoris simplex

Anamnese

78jährige Patientin. Seit etwa 7 Jahren in größeren Zeitintervallen sich wiederholende Anfälle von retrosternal lokalisierten Schmerzanfällen mit einer Dauer bis zu 5 Minuten.

Klinischer Befund

RR 170/90 mm Hg. Gelegentliche extrasystolische Herzrhythmusstörungen. Akzentuation des II. Aortentones. Systolisches Sklerosegeräusch über der Aorta ohne Geräuschfortleitung. Röntgenologisch Aortensklerose, geringe Hypertrophie des linken Ventrikels. Lunge o. B.

EKG

(Abb. 5). Im *Anfalls-EKG* (V_4–V_6) wesentlich stärkere Ausprägung der ST-Senkung bis 6 mm = 0,6 ml bei jetzt deszendierendem Verlauf (Abb. 5a). Im *Intervall-EKG* horizontale ST-Senkung über V_4–V_6 wesentlich geringeren Ausmaßes bis 2 mm = 0,2 mV (Abb. 5b).

Aspektbefund

(Abb. 6a–b). Aufschlußreich ist der Vergleich der Gesichtsaufnahmen während (Abb. 6a) und nach dem Anfall (Abb. 6b). Er zeigt einen offenkundigen Unterschied, indem sich die im Anfall trotz der Beherrschungsversuche der Patientin deutlichen Zeichen einer koronaren Schmerzprägung an den Augen und dem Mund nach Abklingen der Attacke wieder ausgleichen.

Beurteilung

Angina pectoris simplex-Anfall mit als Leitbild typischer Ausprägung in vorübergehenden physiognomischen Veränderungen eines Koronargesichtes.

Abb. 5

EKG V_4–V_6 bei koronarer Herzkrankheit
a Während eines Anfalles von Angina pectoris simplex
b Nach Abklingen des Anfalles

Abb. 6

Koronargesicht bei Angina pectoris simplex
a Während des Anfalles
b Nach dem Anfall

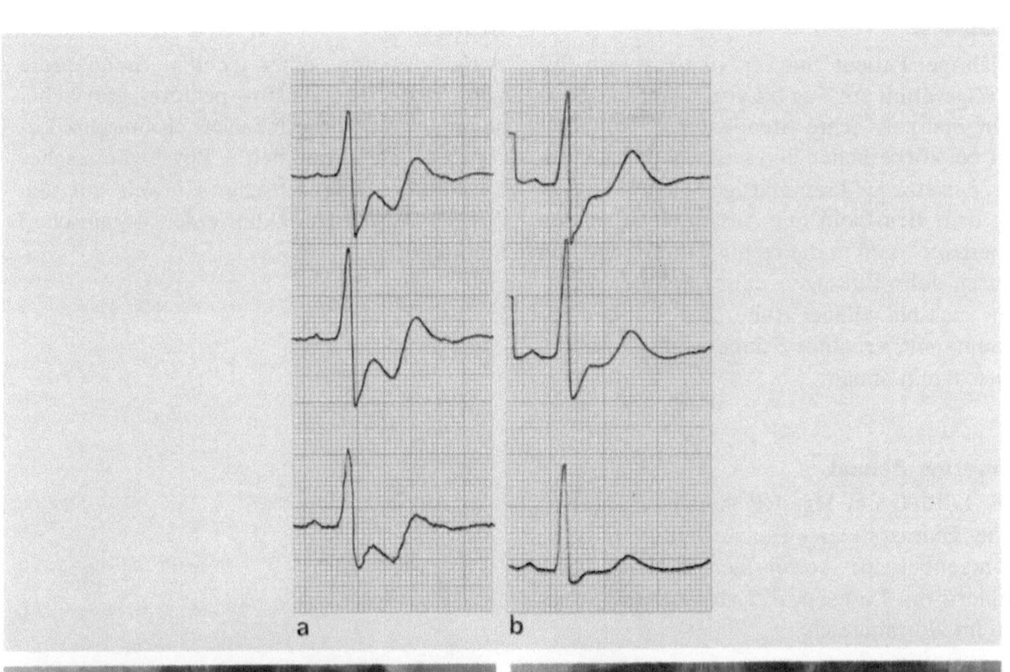
a
b

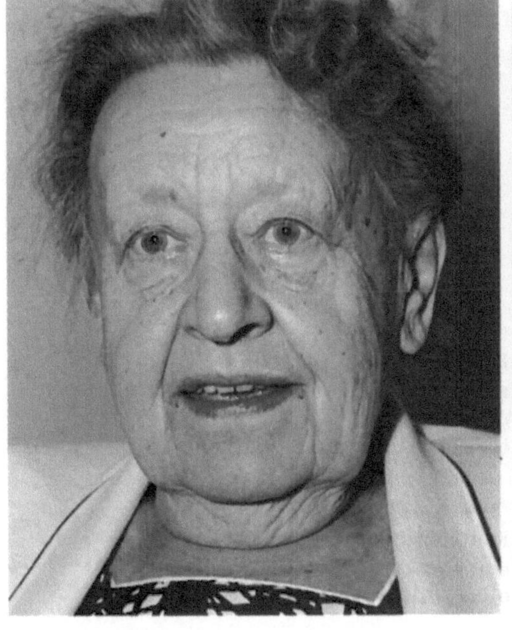

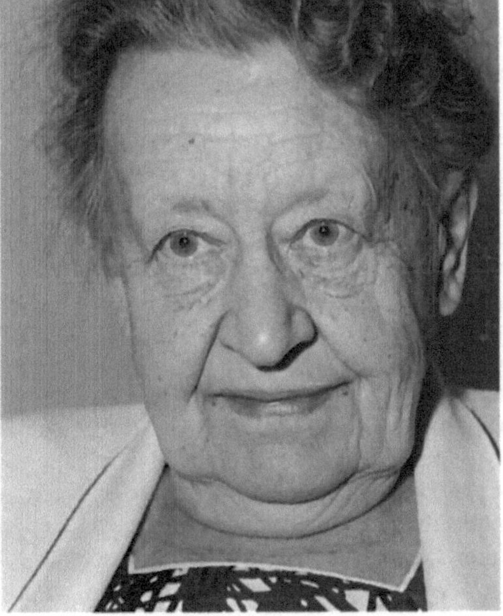

2.4 Koronargesicht im Anfall einer Angina pectoris gravis

Anamnese

66jähriger Patient. Starker Nikotinabusus (bis 50 Zigaretten am Tag bis vor 3 Jahren). Seitdem erstmals echte Stenokardien: zunächst nur bei körperlichen und seelischen Belastungen einsetzende krampfartige Schmerzen hinter dem Brustbein mit Ausstrahlung in den Oberbauch und in die rechte Thoraxseite. Im letzten Jahr Einsetzen dieser Schmerzattakken auch bei völliger Ruhe. Zur Zeit der Fotoaufnahme erneuter Schmerzanfall, der bereits 20 min anhält.

Klinischer Befund

RR 170/100 mm Hg. RP 90/min. Gelegentliche Extrasystolen. Herzauskultation o. B. Röntgenbefund: Aortensklerose. Herz ohne Fehlerform. Lunge o. B. Labor: Transaminasen im Normbereich.

EKG

(Abb. 7a, b). Im Anfall (Abb. 7a) hochgradig deszendierende Senkung der ST-Strecken über V_3–V_6 bis 6 mm unter die Nullinie. Vereinzelt monotope ventrikuläre Extrasystolen (Grad II nach Lown). Nach Abklingen des Anfalles im Intervall (Abb. 7b) weitgehende Rückbildung mit nur noch geringer horizontaler ST-Senkung über V_4–V_6.

Aspektbefund

(Abb. 8). Während des Anfalles (Abb. 8a) von echtem Schmerz eindrucksvoll gezeichnetes Gesichtsbild. Keine Lippenzyanose. Nach Anfallsüberwindung (Abb. 8b) Ausgleich der akuten Gesichtsveränderungen bei Fortbestehen des Koronargesichtes.

Beurteilung

Anfallssituation einer echten Stenokardie vom Typ einer Angina pectoris gravis bei anamnestisch vorbestehender chronischer koronarer Herzkrankheit. Physiognomisches Leitbild als diagnostischer Hinweis auf den ernsten Anfallscharakter einer organischen Stenokardie.

Abb. 7

EKG V_1–V_6 bei koronarer Herzkrankheit
a Während eines Anfalles von Angina pectoris gravis
b Nach Abklingen des Anfalles

Abb. 8

Koronargesicht bei Angina pectoris gravis
a Während des Anfalles
b Nach dem Anfall

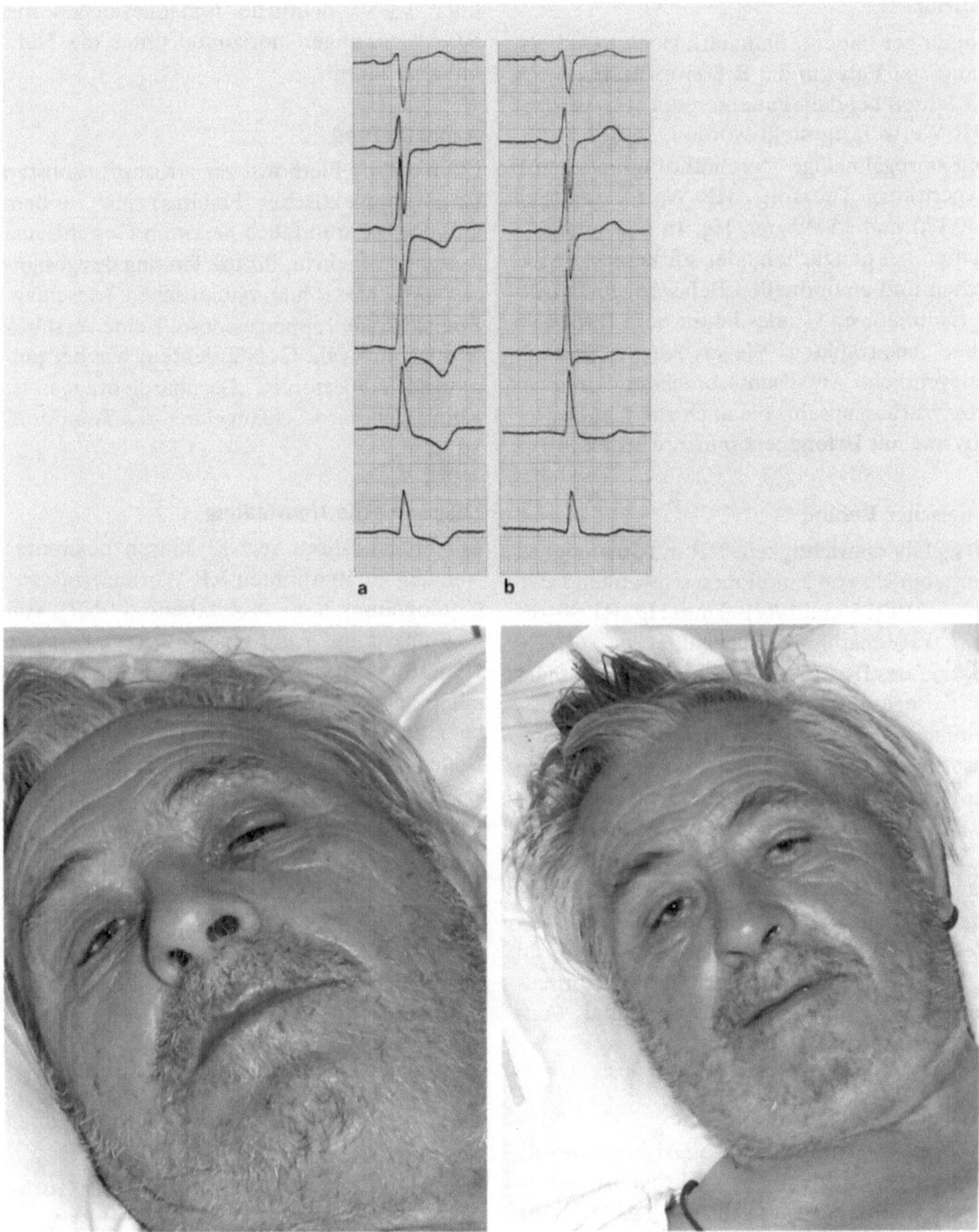
a
b

2.5 Koronargesicht bei Hypertonie („roter Hochdruck")

Anamnese

56jähriger Patient. Familiäre Hochdruckbelastung bei Vater und 2 Brüdern. Erstmals mit 43 Jahren bei dem Patienten selbst hypertone RR-Werte festgestellt worden. In der Folgezeit unregelmäßige Durchführung einer antihypertonen Therapie. RR-Werte zwischen 210/120 und 150/95 mm Hg. In den letzten 3 Jahren bei plötzlichen oder stärkeren körperlichen und emotionellen Belastungen Druckgefühl mäßigen Grades hinter dem Brustbein ohne Ausstrahlung. Wegen Angina pectoris gelegentliche Anfallsunterbrechung durch Nitroglyzerin-Kapseln, die auch zur Anfallsprophylaxe mit Erfolg genommen wurden.

Klinischer Befund

10 kg Übergewichtigkeit. RR in Abhängigkeit vornehmlich von Emotionen schwankend zwischen 230/125 und 170/100 mm Hg. RP 90–65/min, regelmäßig. Herzauskultation: Akzentuation des II. Aortentons. Leises systolisches Sklerosegeräusch über der Aorta ohne Fortleitung. Keine klinischen Zeichen einer Herzinsuffizienz. Röntgenologisch beginnende Aortenkonfiguration des Herzens mit mäßiger Hypertrophie des linken Ventrikels und Aortensklerose. Lunge o. B. Laborbefund: Kreatinin 1,0 mg%. Harnstoff 30 mg%. Blutzucker 95 mg%. Transaminasen o. B. Cholesterin 350 mg%. Triglyzeride 280 mg%. Urin o. B. I. v. Pyelogramm der Nieren: Normalbefund. Augenhintergrundspiegelung: Fundus hypertonicus Stadium I.

EKG

(Abb. 9a–d). Im Ruhe-EKG (Abb. 9a) regelmäßiger Sinusrhythmus. Linkshypertrophie-Zeichen. Im Belastungs-EKG (Abb. 9b–d) über V_2–V_6 deutliche Ischämiezeichen mit ST-Absenkungen horizontal unter die Nulllinie bis 7 mm.

Aspektbefund

(Abb. 10). Plethorischer Konstitutionstyp (sog. apoplektischer Habitus) mit rundem Gesicht bei freundlich heiterem Gesichtsausdruck. Vermehrte, diffuse Rötung des gesamten Gesichtes ohne zyanotischen Einschlag. Ebenso keine Lippenzyanose. Keine verstärkte konjunktivale Gefäßinjektion wie bei pulmonaler Hypertonie („Bernhardineraugen"). Keine sichtbare Schlängelung der Temporalarterien.

Diagnostische Beurteilung

Bei anamnestisch seit 13 Jahren bekannter Neigung zu überhöhten RR-Werten typischer physiognomischer Aspektbefund der von F. Volhard als „roter Hochdruck" benannten Hypertonieform als diagnostischem Leitbild mit gelegentlichen, durch Nitroglyzerin gut beeinflußbaren echten Stenokardien auf dem Boden einer koronaren Herzkrankheit.

Abb. 9

EKG V_1–V_6 bei Hypertonie und Belastungsstenokardie
a Ruhe
b Sofort nach Belastung
c 2 min nach Belastung
d 5 min nach Belastung

Abb. 10

Koronargesicht bei Hypertonie („roter Hochdruck")

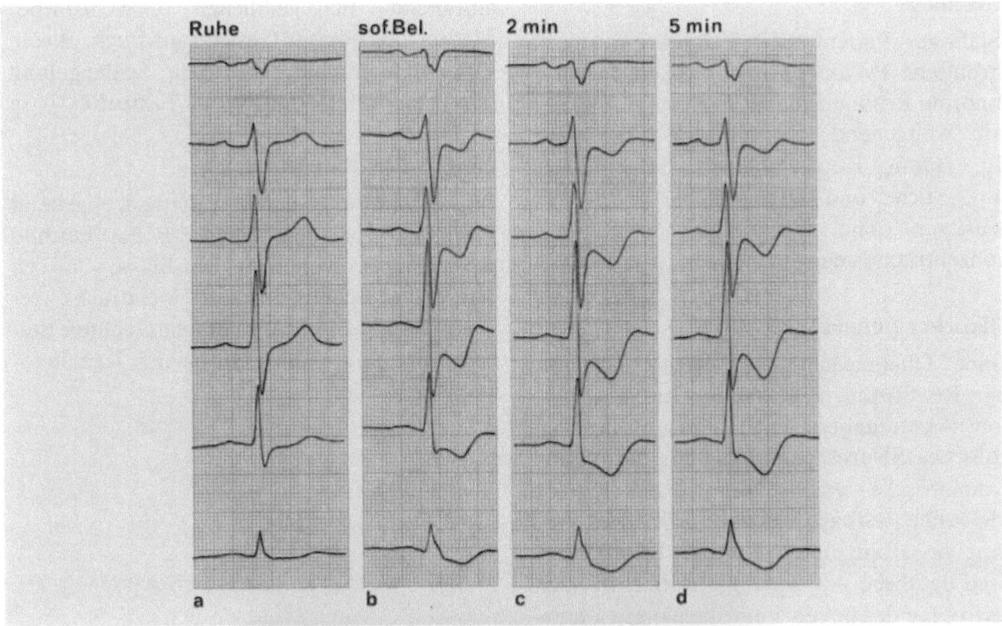

Ruhe sof.Bel. 2 min 5 min

a b c d

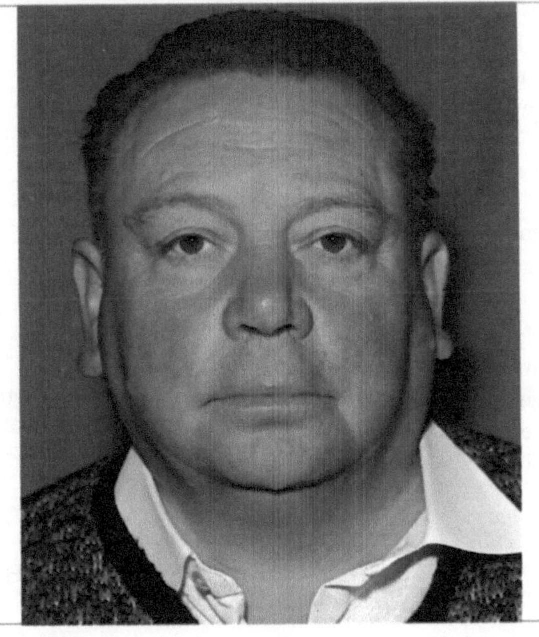

2.6 Koronargesicht bei Hypertonie („blasser Hochdruck")

Anamnese

48jähriger Patient. Seit 9 Jahren bekannte chronische Pyelonephritis bds. Seit 5 Jahren abnorme Erhöhung der RR-Werte, im letzten Jahr weitgehend konstant um 220/130 mm Hg. Häufig Kopfschmerzen, Schwindelgefühl, Stiche und Druckgefühl hinter dem Brustbein ohne Ausstrahlung. Müdigkeit, Konzentrationsmangel, Leistungsrückgang.

Klinischer Befund

Keine Übergewichtigkeit. RR 225/125 mm Hg. RP 80/min, regelmäßig. Herzauskultation: Akzentuation des II. Aortentones. Systolisches Sklerosegeräusch über der Aorta. Symmetrische weiche Unterschenkelödeme bds. ohne tastbare Lebervergrößerung und ohne hepatojugulären Reflux. Röntgenologisch deutliche Aortenkonfiguration mit Hypertrophie des linken Ventrikels ohne Dilatation des linken Vorhofes. Lunge ohne kardiogene Stauungszeichen. Laborbefunde: Urin: Eiweiß +, Erythrozyten +, Leukozyten +, hyaline und granulierte Zylinder. Kreatinin 4,5 mg%. Harnstoff 105 mg%. Blutbild: 3,1 Mill. Ery., Hb 9,28 g%. Elektrophorese: Albuminverminderung. Augenhintergrund: Fundus hypertonicus Stadium IV.

EKG

(Abb. 11). Regelmäßiger Sinusrhythmus. Linkshypertrophietyp mit signifikantem Sokolow-Index. Pathologische Veränderungen im ST-Verlauf im Extremitäten-EKG (Abb. 11a) und V_4–V_6 (Abb. 11b).

Aspektbefund

(Abb. 12). Bereits beim ersten Ansehen kranker Eindruck mit resignierendem Blick und auffallend blaß-gelblicher Gesichtsfarbe. Matter, erschöpfter Gesichtsausdruck. Blasse Lippenschleimhaut. Sichtbare Schlängelung der Temporalarterien. Weite Lidspalte.

Diagnostische Beurteilung

Bei seit Jahren bekannter, jetzt weitgehend fixierter Hypertonie diagnostisches Leitbild einer eindrucksvollen Gesichtsblässe vom Typ des Volhardschen „blassen Hochdrucks" renaler Genese mit gelegentlichen echten Stenokardien und Niereninsuffizienz. Renale toxische Anämie.

Abb. 11

EKG V_1–V_6 bei Hypertonie und Belastungsstenokardie
a I–III und Goldberger-Abl.
b V_1–V_6

Abb. 12

Koronargesicht bei Hypertonie („blasser Hochdruck")

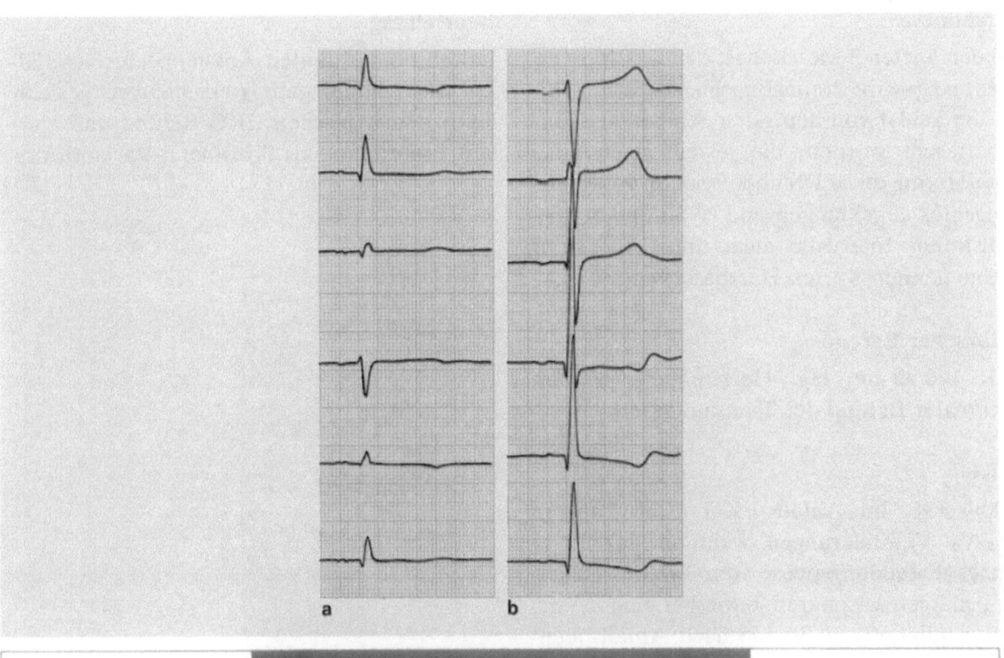
a
b

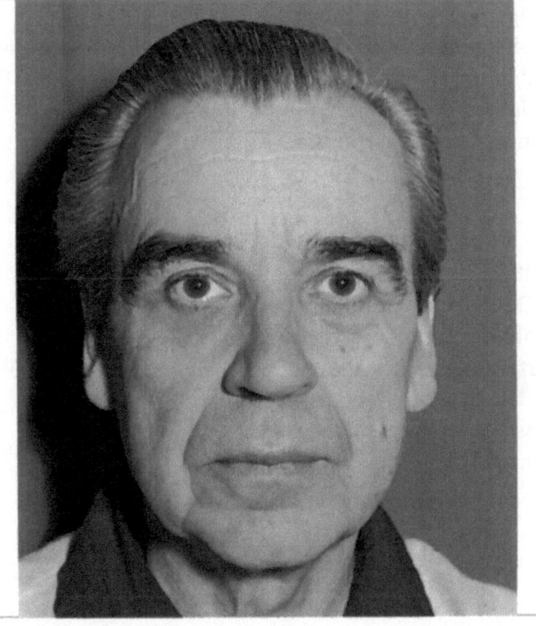

2.7 Koronargesicht im Anfall einer Prinzmetal-Variantform der Angina pectoris

Anamnese

In den letzten 3 Monaten ist der 52jährige Patient insgesamt dreimal nachts aus voller Ruhe im Schlaf von heftigsten Schmerzattacken überrascht worden, die jeweils nach einer Dauer von etwa 1 Stunde wieder völlig und folgenlos abgeklungen sind. Während der anfallsfreien Intervalle auch unter Belastung keine nennenswerten Herzbeschwerden.

Klinischer Befund

RR 160/90 mm Hg. Herzfrequenz 80/min. Normaler Befund der Transaminasen.

EKG

(Abb. 13). Im Anfalls-EKG (Abb. 13b) in V_2–V_6 Veränderungen während der Erregungsrückbildungsphase vom Typ des gleichschenkligen koronaren T wie bei einem Vorderwandinfarkt. 1 Stunde nach Anfallsbeendigung (Abb. 13c) völlige Rückbildung der zuvor hochgradig pathologischen EKG-Veränderungen ohne Ausbildung weiterer Infarktzeichen. Übereinstimmender Kurvenablauf mit EKG vor Einsetzen des Anfalles (Abb. 11a).

Aspektbefund

(Abb. 14). Angsterfülltes, von akutem Schmerz gezeichnetes Gesicht mit auffallender Blässe („Adrenalinblässe“). Keine Lippenzyanose. Stirn-Querfalten und hochgezogene Augenbrauen bei leicht verengten Lidspalten besonders rechts als weitere physiognomische Schmerzzeichen.

Beurteilung

Leitbild eines akuten Angina pectoris-Anfalles mit schmerzgeprägtem Koronargesicht. Nach dem typischen EKG-Befund und Verlauf Einordnung als Prinzmetal-Variantform.

Abb. 13

EKG V_1–V_6 bei Prinzmetal-Variantform der Angina pectoris
a Vor Anfall
b Während des Anfalles
c Nach Anfall

Abb. 14

Koronargesicht im Anfall einer Prinzmetal-Angina pectoris

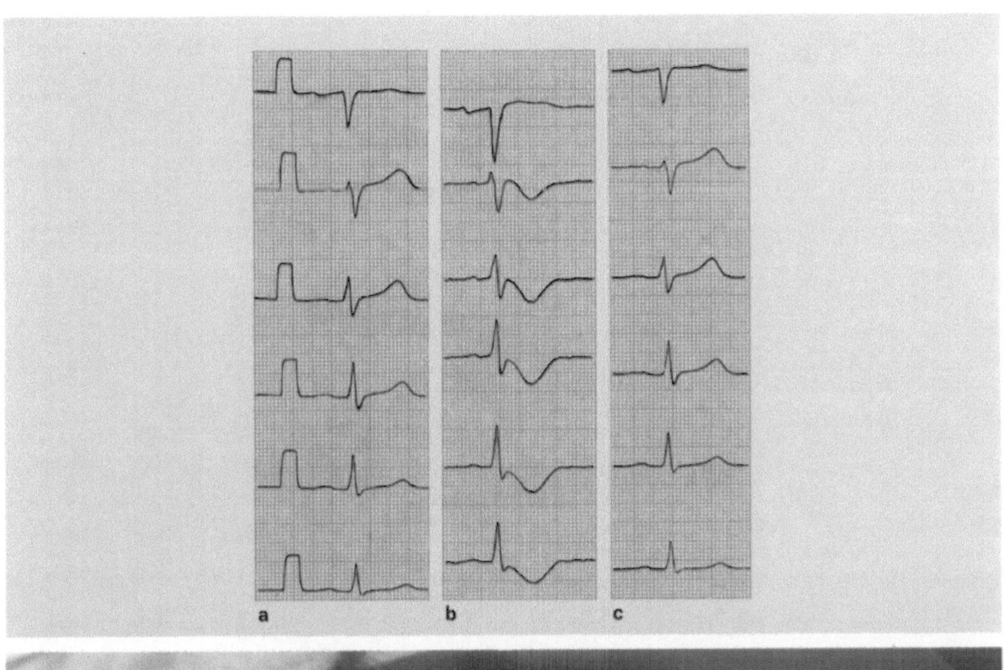
a
b
c

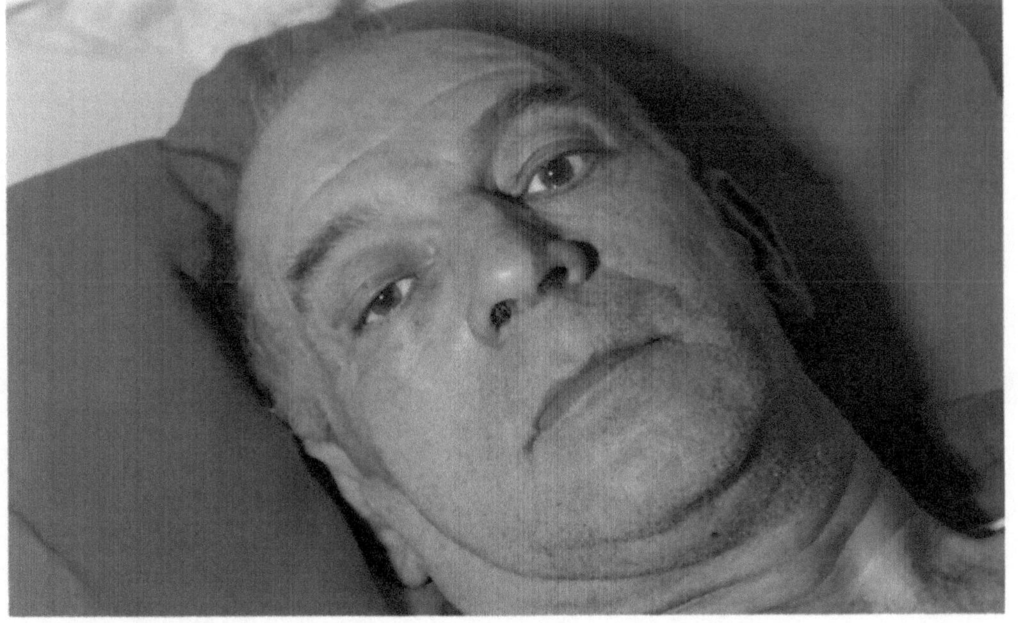

3 Leitbilder bei Herzinfarkt

3.1 Infarktgesicht während der akuten Phase

Anamnese

Der 52jährige Patient war bisher beschwerdefrei trotz 40 Zigaretten täglich. Am Aufnahmetag etwa 30 min nach Fußballspiel im Fernsehen zunehmende schwerste Schmerzen hinter dem Brustbein mit Ausstrahlung in die linke Brustseite. Nach 2 Stunden Dauer stationäre Einweisung.

Klinischer Befund

Status anginosus. RR 140/90 mm Hg. Herzfrequenz 78/min ohne Arrhythmie. CPK 113, SGOT 18 mU.

EKG

(Abb. 15). Eindeutig pathologischer Befund im Sinne eines Hinterwandinfarktes in der akuten Phase mit koronarer Welle (gehobener ST-Abgang) in II–III sowie avF bereits im Aufnahme-EKG (Abb. 15 a).
V_1–V_6: Abb. 15 b.

Aspektbefund

(Abb. 16). Typische Infarktphysiognomie mit ausgeprägter Gesichtsblässe („Adrenalinblässe"). Vor Schmerz geschlossene Augen und Querfalten auf der Stirn sowie halbgeöffneter Mund. Aufgeblähte Nasenflügel.

Beurteilung

Infarktgesicht als physiognomisches Leitbild für die Primärdiagnose eines frischen Herzinfarktes in der Akutphase bei Bestätigung durch EKG- und CPK-Befund.

Abb. 15
EKG bei Hinterwandinfarkt im Akutstadium
a I–III und Goldberger-Abl.
b V_1–V_6

Abb. 16
Infarktgesicht bei frischem Hinterwandinfarkt

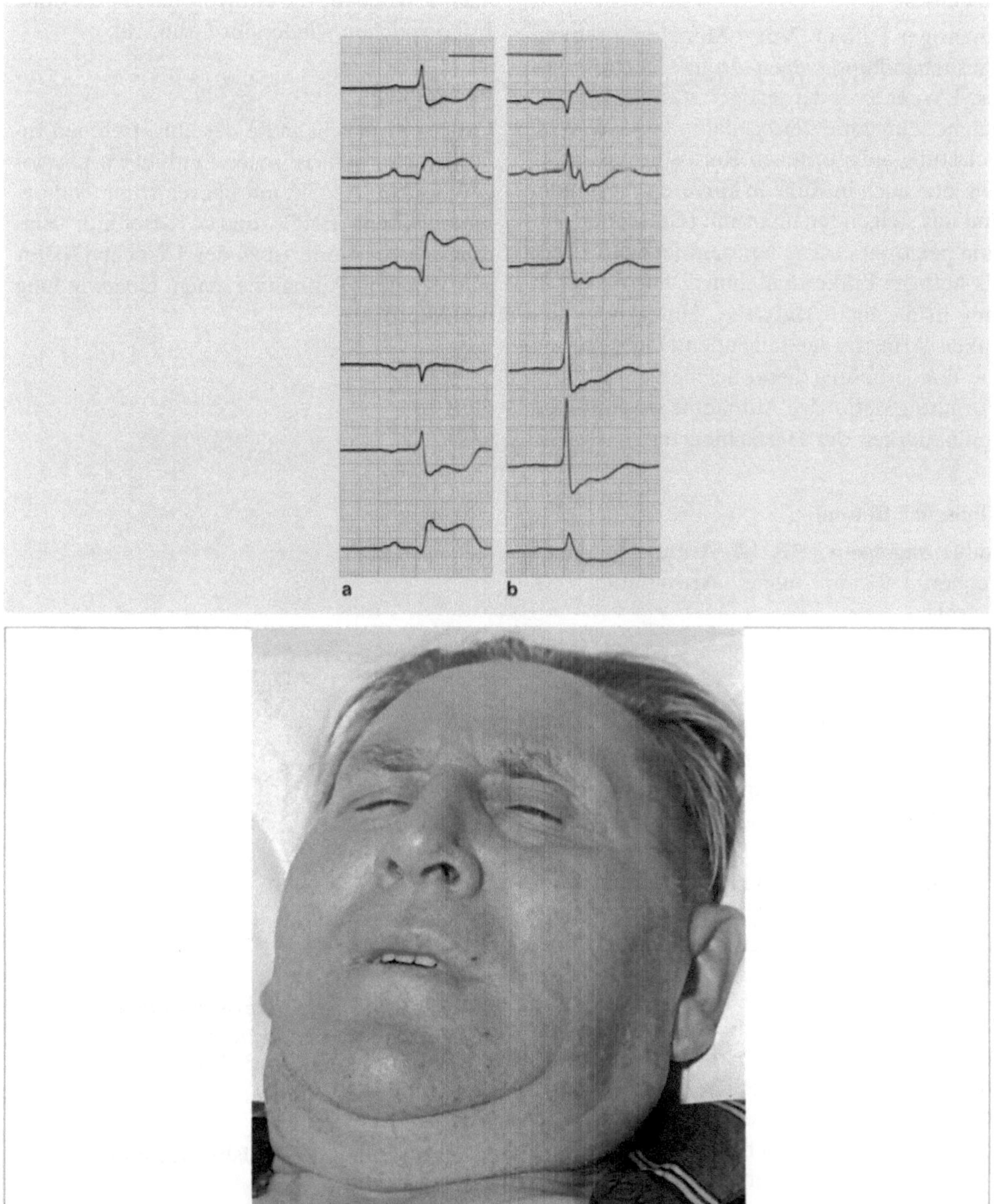
a
b

3.2 Infarktgesicht als Verlaufsbeobachtung

Anamnese

56jähriger Patient. Vor 4 Monaten Krankenhausbehandlung wegen Angina pectoris gravis. 1 Woche vor der jetzigen stationären Aufnahme Zunahme der bis dahin besonders bei Belastung aufgetretenen Retrosternalschmerzen jetzt auch in Ruhe in kürzeren Abständen und mit steigender Intensität (Crescendo-Angina-pectoris). 1 Tag vor dem jetzigen Ereignis heftiger Präkordialschmerz mit Ausstrahlung in die linke Halsseite, Unterkiefer und linken Arm. In der folgenden Nacht stündliche Wiederholung dieser Schmerzanfälle. Am Vormittag stationäre Aufnahme wegen Unbeeinflußbarkeit der Herzschmerzen.

Klinischer Befund

Status anginosus. RR 120/70 mm Hg. Herzfrequenz 86/min ohne Arrhythmie. CK 128 mU.

EKG

(Abb. 17a, b). Bereits bei Aufnahme typisches Kurvenbild eines frischen Hinterwandinfarktes in der akuten Phase mit gehobenem ST-Verlauf in II–III und avF (Abb. 17a). 3 Wochen später Befund eines im Reparationsstadium befindlichen Hinterwandinfarktes mit noch geringer ST-Hebung in II–III und avF bei gleichschenklig negativen T-Zacken (Abb. 17b).

Aspektbefund

(Abb. 18a, b). Infarktgesicht im akuten Schmerzstadium eines Status anginosus mit charakteristischer Gesichtsblässe (Abb. 18a). Besonders deutlich werden diese Veränderungen beim Vergleich mit einer Aufnahme nach 3 Wochen, die ein Koronargesicht ohne Infarktzeichen wiedergibt (Abb. 18b).

Beurteilung

Für die Primärdiagnose des eingetretenen Infarktes charakteristisches Leitbild im physiognomischen Aspekt mit übereinstimmend pathologischem EKG- und CK-Befund. Eindrucksvoller Kontrast zu der 3 Wochen später gewonnenen Aufnahme nach Überwindung der Akutphase.

Abb. 17

EKG-Verlauf bei Hinterwandinfarkt
a Akutstadium bei Aufnahme
b Reparationsstadium 3 Wochen später

Abb. 18

Infarktgesicht – Verlaufsbeobachtung
a Akutstadium
b 3 Wochen später

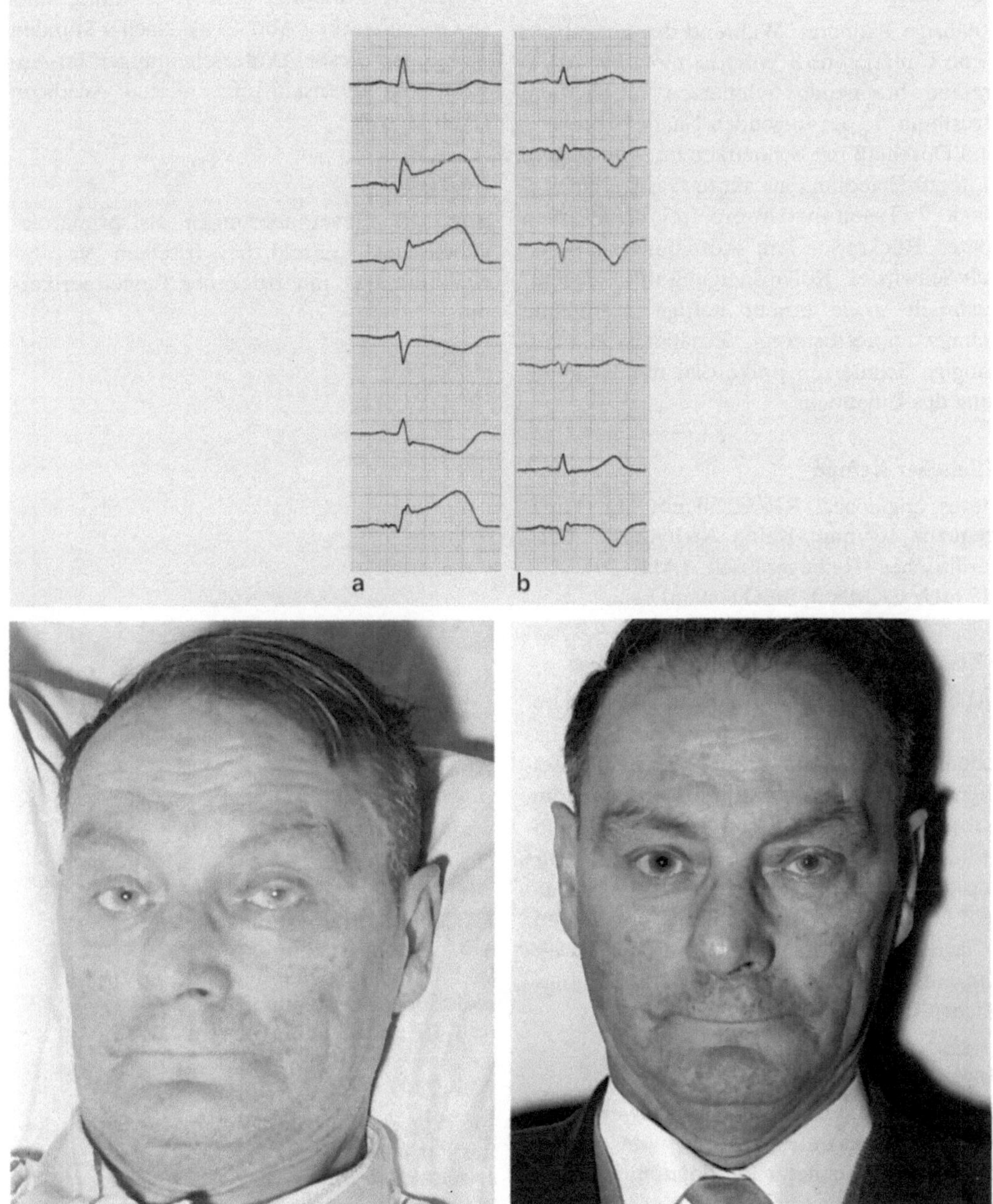
a
b

3.3 Infarktgesicht im Status anginosus

Anamnese

50jährige Patientin. Während des Urlaubs in Gran Canaria vor 3 Wochen plötzlich aufgetretene brennende Schmerzen hinter dem Brustbein. In der folgenden Nacht Erbrechen und Durchfall mit Schmerzen im Oberbauch. Notarztbehandlung als akute Gastroenteritis. Nach 2 Tagen beschwerdefrei. 2 Wochen später Rückreise. Am Aufnahmetag plötzlich Schwindel, Kollapsneigung mit Schweißausbruch sowie erneut heftige brennende Schmerzen retrosternal. Zusätzlich atemabhängige Schmerzen präkordial mit Behinderung des Einatmens.

Klinischer Befund

Status anginosus. RR 90/60 mm Hg. Herzfrequenz 105/min. Keine Arrhythmie. Perikarditisches Reibegeräusch (Abb. 19). CK 117 mU, CKMB Ø, SGOT 49 mU.

EKG

(Abb. 20a–d). Im Aufnahme-EKG (Abb. 20a, b) Veränderungen im Sinne eines frischen Vorderwandinfarktes. Zugleich Zeichen eines bereits vernarbten Vorderwandinfarktes (Pardee-Q in I und avL). Der Erstinfarkt als unerkannter bzw. als Gastroenteritis maskierter Infarkt 3 Wochen zuvor während des Urlaubs in Gran Canaria abgelaufen. 7 Tage später Übergangsstadium des Zweitinfarktes bei unveränderten Vernarbungszeichen des Erstinfarktes (Abb. 20c–d).

Aspektbefund

(Abb. 21a, b). Bei Aufnahme schwer beeinträchtigter Gesamtaspekt mit von innerer Dramatik gezeichneter Physiognomie im Sinne eines Infarktgesichtes: Halb geschlossene Augen, verkrampfter geöffneter Mund, blasse Gesichtsfarbe (Abb. 21a). Nach 4 Stunden Abklingen dieser Akuterscheinungen im Anschluß an Intensain-Infusion und Acedicon (Abb. 21b).

Beurteilung

Physiognomieveränderungen als primärdiagnostisches Leitbild bei frischem Vorderwandreinfarkt mit trockener Begleitperikarditis.

Abb. 19

PKG bei perikarditischem Reiben (Vorderwandinfarkt)

Abb. 20

EKG bei Vorderwandinfarkt
a–b Anfangsstadium
(**a** I–III und Goldberger-Abl., **b** V_1–V_6)
c–d Übergangsstadium
(**c** I–III und Goldberger-Abl., **d** V_1–V_6)

Abb. 21

Infarktgesicht im Status anginosus mit trockener Perikarditis
a Initialstadium
b 4 Stunden später

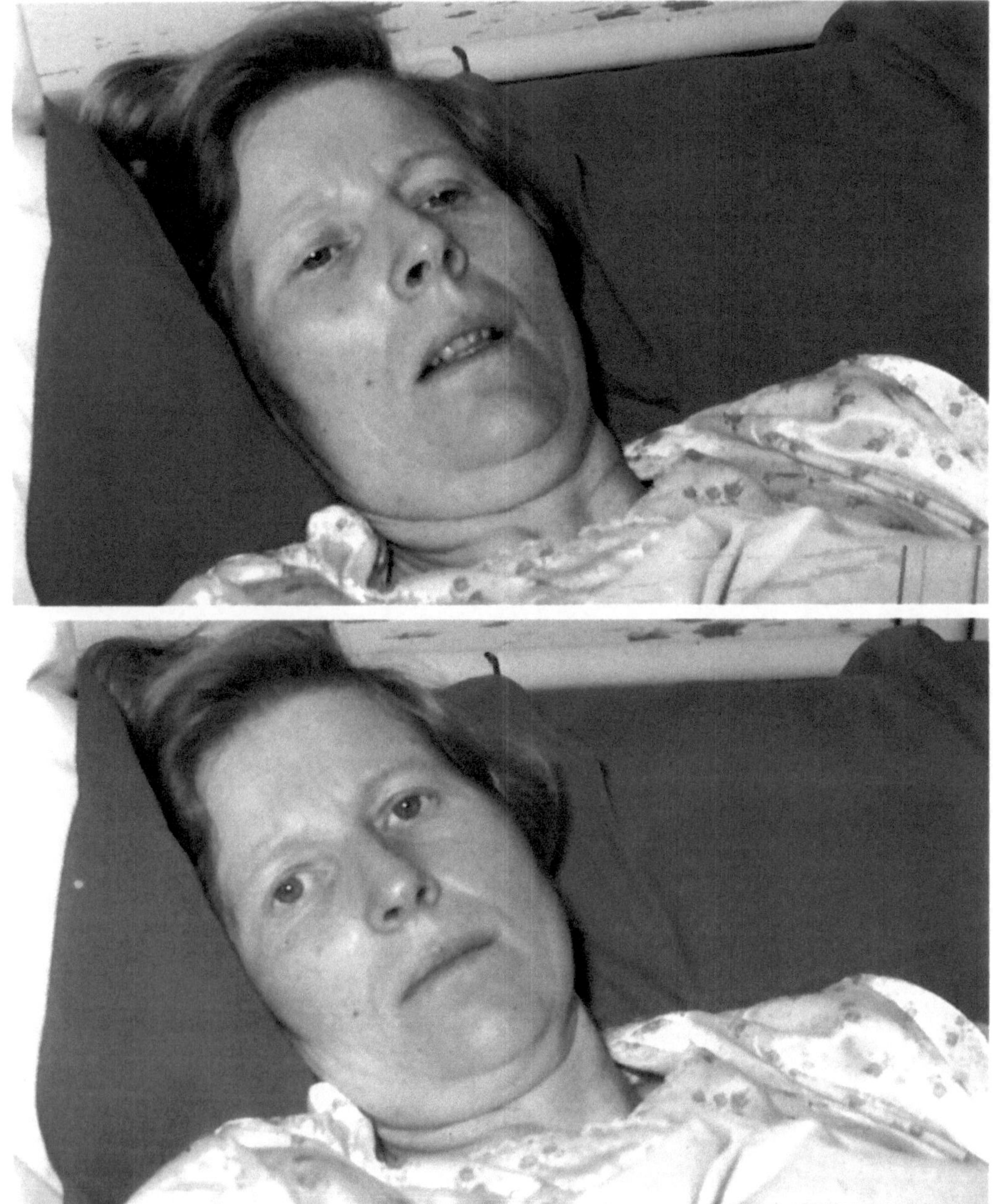

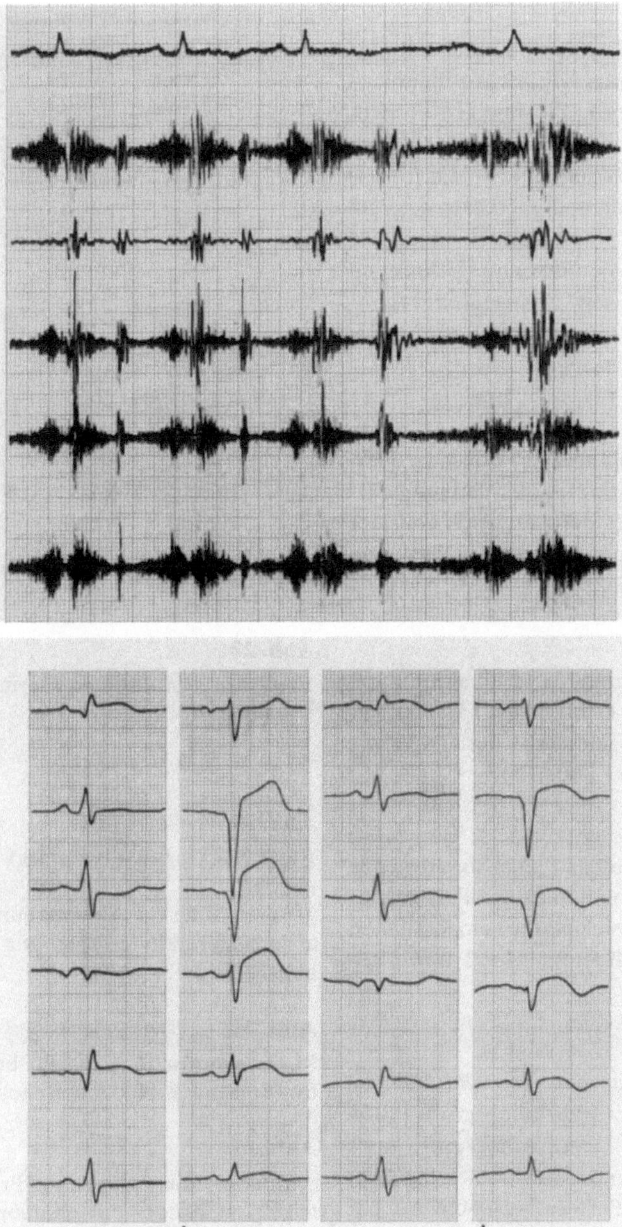

a
b
c
d

3.4 Infarktgesicht bei Herzwandaneurysma-Perforation

Anamnese

48jähriger Patient. Starker Nikotinabusus mit etwa 50 Zigaretten pro Tag. Echte Stenokardien in der früheren Vorgeschichte nicht bemerkt. Vor 14 Tagen erstmals heftige krampfartige Schmerzen hinter dem Brustbein mit Ausstrahlung in den Oberbauch und in den linken Arm. Vor 13 Tagen stationäre Aufnahme wegen Vorderwandinfarktes im Akutstadium. Jetzt seit 30 Minuten zunehmender Verfall mit Eintrübung des Sensoriums und Kreislaufversagen.

Klinischer Befund

Schwerstkranker Patient. RR nicht meßbar. RP 140/min. Herzauskultation: Neu aufgetretenes holosystolisches Bandgeräusch über der absoluten Herzdämpfung und Herzspitze von der Stärke 4/6 (Abb. 22).

EKG

(Abb. 23). Vorderwandinfarkt im akuten Stadium bei Aufnahme (Abb. 23a). 13 Tage später unveränderte ST-Hebung über V_2–V_6 wie im frischen Stadium (Abb. 23b).

Aspektbefund

(Abb. 24). Unmittelbar lebensbedrohende Gesamtsituation. Somnolenz im Präfinalstadium mit blasser Gesichtsfarbe, eingefallenen Gesichtszügen, geöffnetem Mund und „pastoralem" Blick.

Beurteilung

Leitbild des kardiogenen Schocks bei frischem Herzinfarkt mit auskultatorisch plötzlich aufgetretenem Geräuschbefund eines perforierten Herzwandaneurysma. Diagnosebestätigung durch Perforationsnachweis bei der Autopsie (Abb. 25).

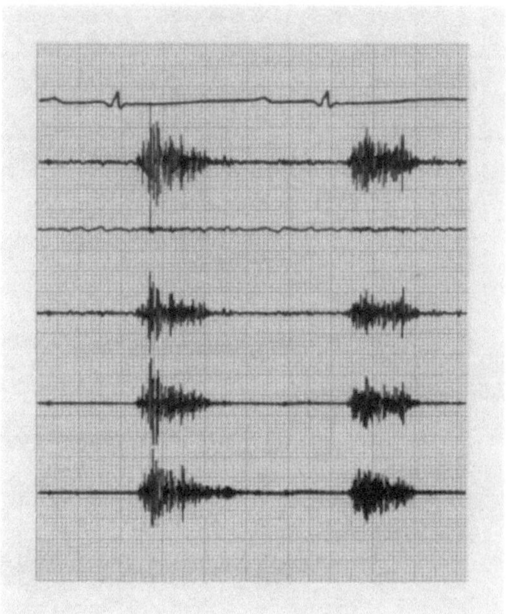

Abb. 22

EKG mit systolischem Geräusch bei Ventrikelperforation

Abb. 23

EKG V_1–V_6 bei Postinfarkt-Herzwandaneurysma

a ST-Hebung im Akutstadium

b Persistierende ST-Hebung am 13. Postinfarkt-Tag

Abb. 24

Physiognomisches Leitbild bei Ventrikelperforation mit kardiogenem Schock

Abb. 25

Pathologisch-anatomisches Präparat der Ventrikelperforation mit Hämoperikard (Herzbeutel-Tamponade)

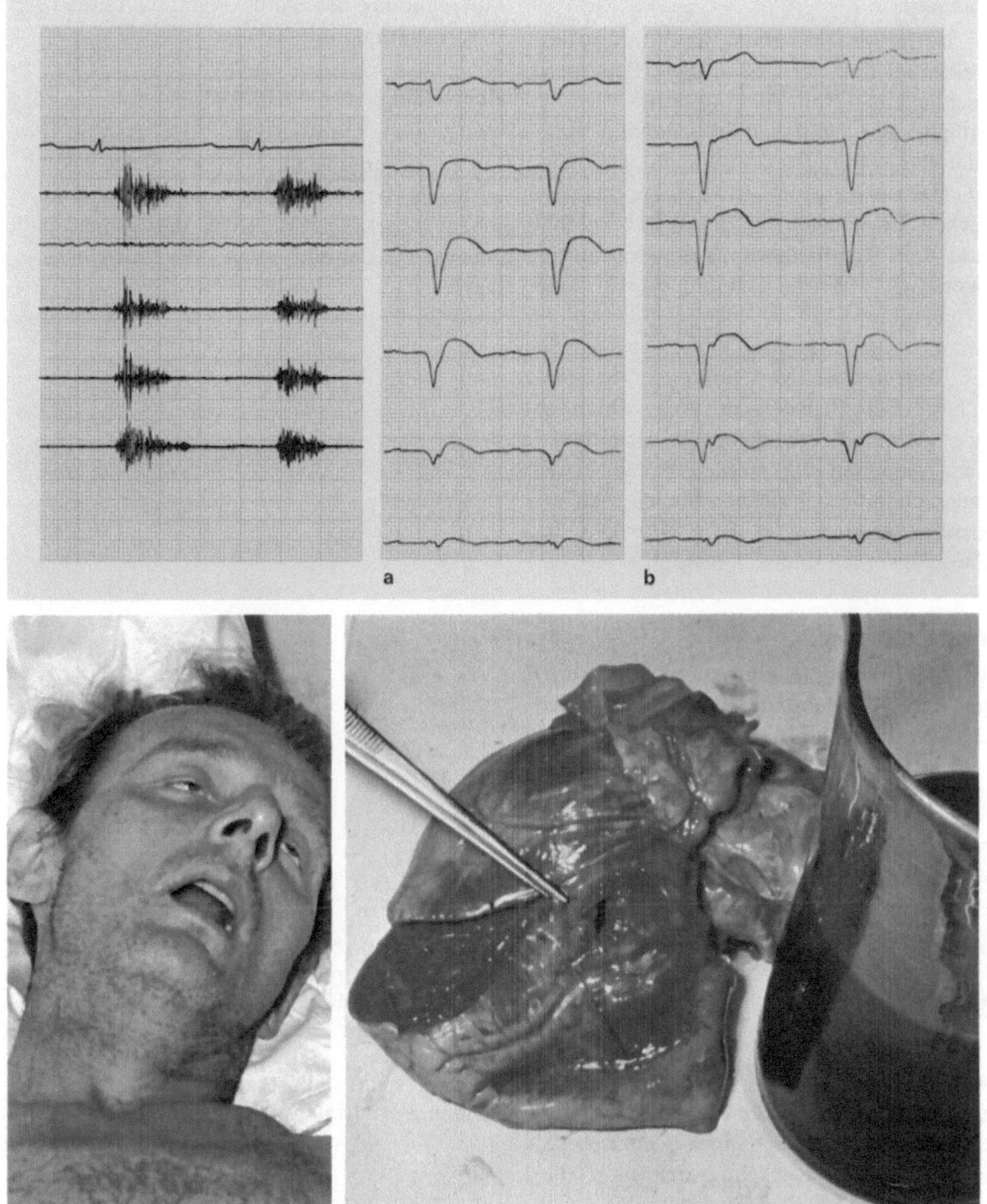
a
b

3.5 Infarktgesicht bei noch „normalem" EKG

Anamnese

Vor 1½ Jahren Erstinfarkt im Vorderwandbereich bei dem jetzt 58jährigen Patienten. Anschließend Rehabilitationskur. Verantwortliche Berufstätigkeit in leitender Industriestellung. In den letzten Monaten bei körperlichen Belastungen und vor allem bei psychischen Erregungen im Beruf Druckgefühl hinter dem Brustbein von wenigen Minuten Dauer. Seit 1 Woche Häufung dieser Herzbeschwerden.

3 Stunden vor stationärer Einweisung plötzliches Auftreten heftiger, bohrender Schmerzen hinter dem Brustbein mit Ausstrahlung in beide Arme; Kribbelgefühl in der linken Hand. Anhalten der starken Reteosternalschmerzen mit nur geringer und bloß vorübergehender Besserung auf 3 Nitrokapseln. Schweißausbruch und Kältegefühl.

Klinischer Befund

RR 120/90 mm Hg. Herzfrequenz 84/min. Gelegentliche Kammerextrasystolen. CK 67 mU, SGOT 11 mU.

EKG

(Abb. 26a–c). Im Aufnahme-EKG (Abb. 26a) unauffälliger Befund. 2 Tage später Typenwechsel bei Hinterwandinfarkt im Übergangsstadium (Abb. 26b). Weitere 2 Tage später beginnendes Vernarbungsstadium (Abb. 26c).

Aspektbefund

(Abb. 27). Typisches Infarktgesicht mit innerlich-dramatischem Schmerzausdruck und Adrenalinblässe. Rückgang der infarktbedingten Prägung der Physiognomie nach Überwindung des Status anginosus unter Infusionstherapie mit 400 mg Intensain.

Beurteilung

Trotz noch „normalem" EKG-Befund in Übereinstimmung mit der, wenn auch noch geringen, CK-Erhöhung im physiognomischen Aspekt eindrucksvoll das primärdiagnostische Leitbild eines frischen Herzinfarktes.

Abb. 26

EKG-Verlauf bei Hinterwandinfarkt (I–III und Goldberger-Abl.)
a Aufnahme-EKG: ohne Infarktzeichen
b 2 Tage später: Hinterwandinfarkt im Übergangsstadium
c 4 Tage später: Hinterwandinfarkt im beginnenden Vernarbungsstadium

Abb. 27

Infarktgesicht bei frischem Hinterwandinfarkt

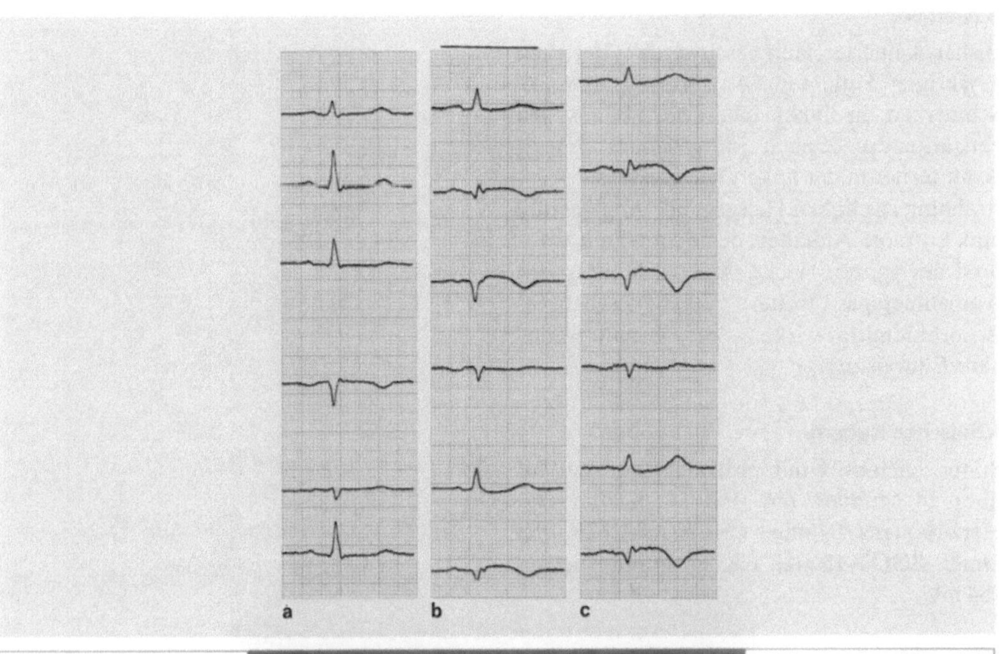
a
b
c

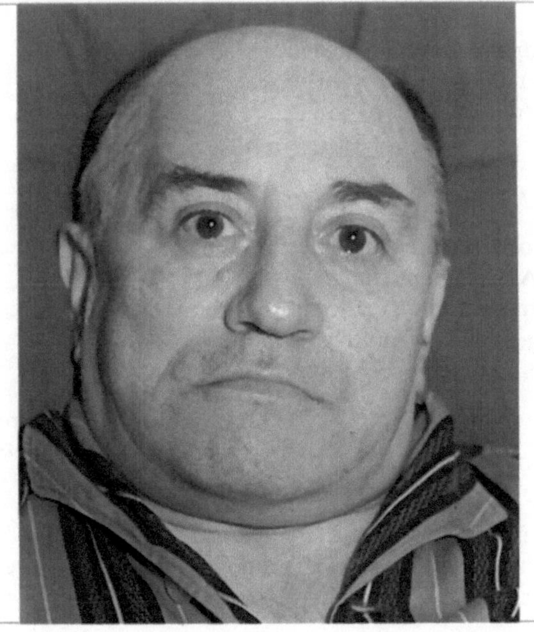

3.6 Infarktgesicht bei noch normalem Laborbefund

Anamnese

Bisher keinerlei Herzbeschwerden bei dem 49jährigen Patienten. Am Vortag morgens Schmerzen im linken Oberarm, abends sich verstärkendes Ziehen im gesamten linken Arm; ferner in der linken Brustseite mit Ausstrahlung zur linken Halsgegend. Angstgefühl und Luftnot. Anhalten der Schmerzen während der ganzen Nacht. Am Nachmittag des Aufnahmetages weitere Schmerzzunahme. Isosorbiddinitrat wirkungslos. Deshalb stationäre Einweisung.

Klinischer Befund

Status anginosus mit protrahiertem Verlauf über 24 Stunden hin. RR 105/80 mm Hg. Herzfrequenz 84/min. CK 49 mU. CK-MB OmU. SGOT 15 mU, CK 24 Stunden später 184 mU.

EKG-Befund

(Abb. 28a, b). Im Aufnahme-EKG Zeichen des frischen Vorderwandinfarktes sowohl in I–III und Goldberger-Abl. (Abb. 28a) wie in V_1–V_6 (Abb. 28b).

Aspektbefund

(Abb. 29). Eindrucksvolle Ausprägung eines Infarktgesichtes im Akutstadium mit vor Schmerz zusammengekniffenen Augen, leicht geöffnetem Mund, aufgeblähten Nasenflügeln sowie Querfalten im Stirnbereich bei ungeordneter Frisur.

Beurteilung

Trotz noch negativem Transaminasenbefund diagnostisches Leitbild für einen frischen Herzinfarkt in dem typischen Infarktgesicht mit Befundbestätigung durch das EKG.

Abb. 28

EKG bei frischem Vorderwandinfarkt
a I–III und Goldberger-Abl.
b V_1–V_6

Abb. 29

Infarktgesicht bei frischem Vorderwandinfarkt

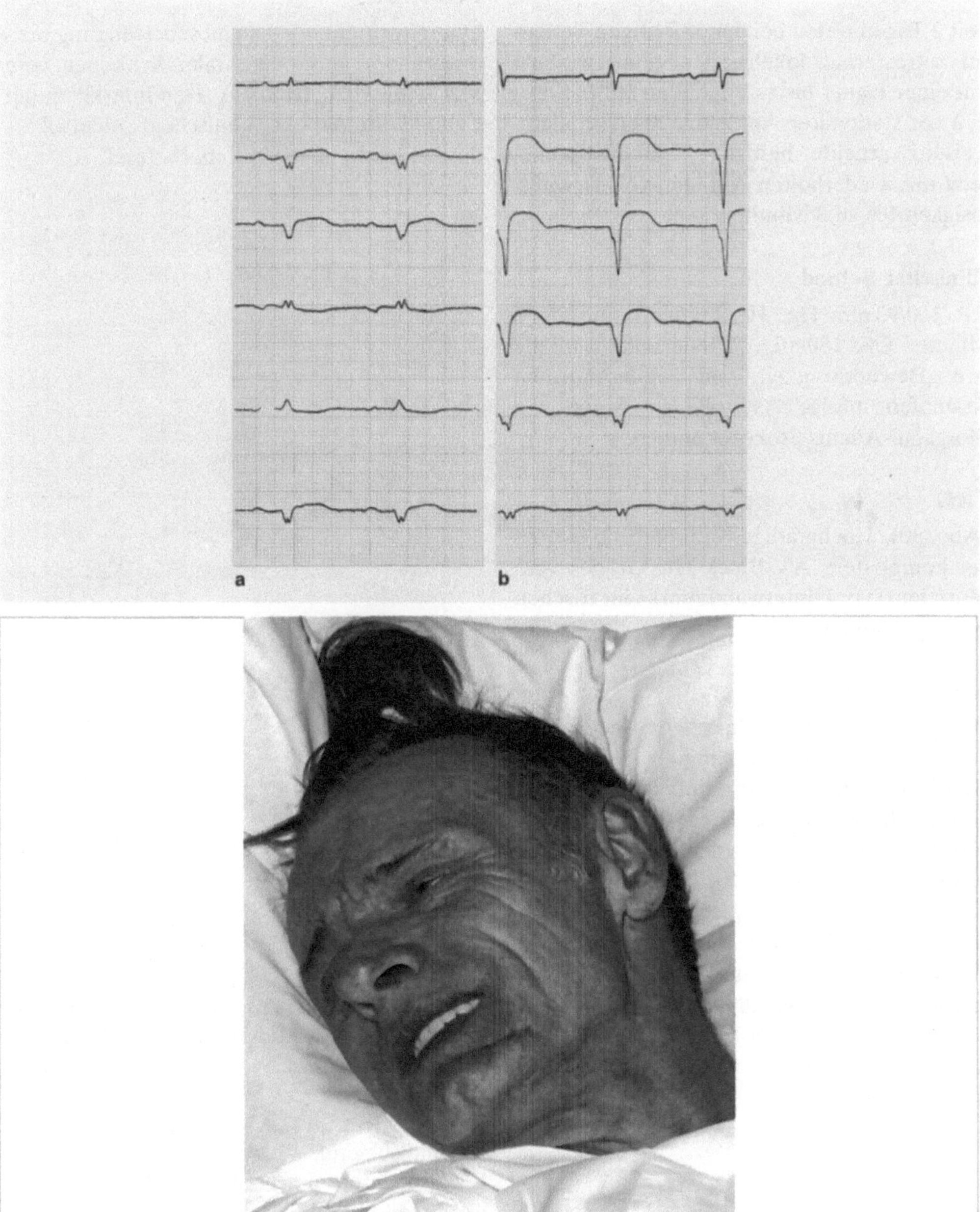
a
b

3.7 Infarktgesicht im MAS-Anfall

Anamnese

Seit 2 Tagen treten bei der 58jährigen Patientin retrosternal lokalisierte Schmerzanfälle mit einer Dauer bis zu 3 Stunden auf. 4 Stunden vor stationärer Aufnahme als Notfalleinweisung erneute heftigste Schmerzattacke, jetzt mit wiederholten Anfällen von Bewußtlosigkeit bis zu 3 Minuten Dauer.

Klinischer Befund

RR 160/90 mm Hg. Herzfrequenz um 28 je Minute. CK 180 mU. Wiederholte Anfälle von Bewußtlosigkeit mit epileptiformen Krämpfen infolge Asystolie im Sinne von Morgagni-Adams-Stokes-Anfällen.

EKG

(Abb. 30). Hochgradige Kammerbradykardie bei komplettem AV-Block III. Grades vom zentralen Typ. Hinterwandinfarkt im frischen Anfangsstadium.

Aspektbefund

(Abb. 31 a–c). Unmittelbar lebensbedrohende Situation mit typischer innerer Dramatik in Gestik, Haltung und dem durch den Angina pectoris-Anfall schmerzgeprägten Gesichtsausdruck. Ins Leere gerichteter Blick der MAS-Absence (Abb. 31 a). 2 Minuten später kardiozerebraler Krampfanfall (Abb. 31 b). Nach Beseitigung der akuten Lebensgefahr durch Implantation eines elektrischen Schrittmachers und nach Abklingen des Status anginosus durch Intensain-Infusion mit 200 mg sichtbare Entspannung auch in den Gesichtszügen (Abb. 31 c).

Beurteilung

Übereinstimmende Diagnosebestätigung rezidivierender kardiozerebraler Synkopen vom MAS-Typ bei frischem Herzinfarkt durch Leitbild im Aspekt, klinischem, elektrokardiographischem sowie Laborbefund.

Abb. 30

EKG (I–III) bei Hinterwandinfarkt im Anfangsstadium mit komplettem AV-Block

Abb. 31

Infarktgesicht im MAS-Anfall
a Anfallsbeginn: Absence
b Kardiozerebraler Krampfanfall
c Nach dem Anfall

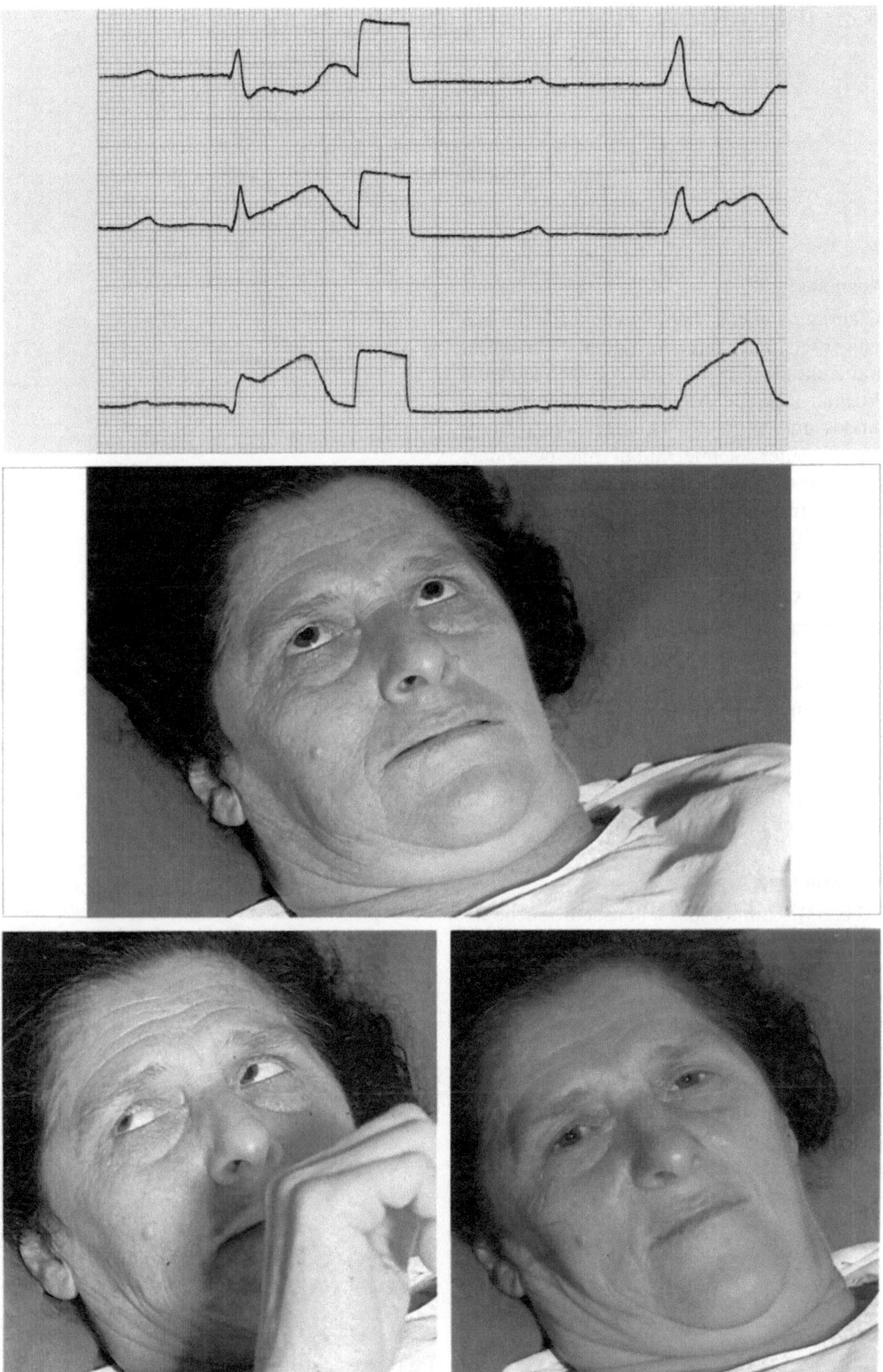

3.8 Infarktgesicht im kardiogenen Schock

Anamnese

52jähriger Patient. Echte stenokardische Beschwerden mit retrosternalem Belastungs- und Ruheschmerz seit 1 Jahr. In den letzten 4 Wochen instabile Angina pectoris von Crescendo- und Somnalischarakter. Vor 6 Stunden erneuter Schmerzanfall mit besonders starker Heftigkeit und langer Dauer vom Typ eines Status anginosus. Stationäre Einweisung wegen Verdachtes auf Herzinfarkt.

Klinischer Befund

Schwerkranker Gesamteindruck. RR 80/50 mm Hg. RP 60/min. Kaltschweißig mit kalten Akren. Urinausscheidung weniger als 20 ml/Stunde. CK 110 mU.

EKG

(Abb. 32). Über V_1–V_6 Vorderwandinfarkt des Herzens in der akuten Phase.

Aspektbefund

(Abb. 33). Unmittelbar lebensbedrohliche Situation. Somnolenz mit geschlossenen Augen bei geöffnetem Mund und abgesunkenem Kinn. Leichenblasse Gesichtsfarbe („Adrenalinblässe"). Typisches Schockgesicht.

Beurteilung

Schockgesicht als Leitbild für die unmittelbar lebensbedrohende Komplikation eines frischen Herzinfarktes auf dem Boden einer koronaren Herzkrankheit.

Abb. 32

EKG (V_1–V_6) bei Vorderwandinfarkt im Anfangsstadium

Abb. 33

Infarktgesicht im kardiogenen Schock

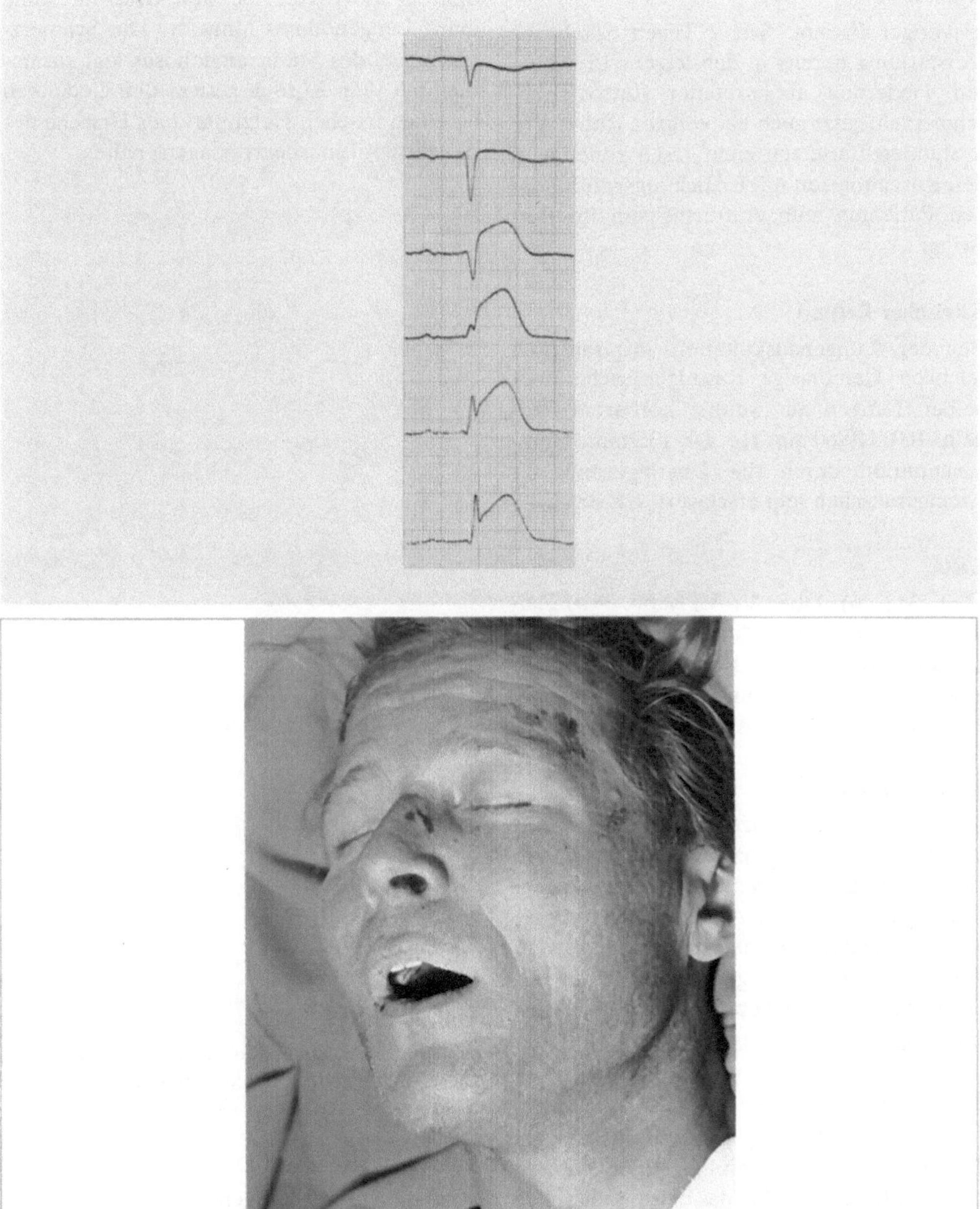

3.9 Infarktgesicht im Lungenödem

Anamnese

53jähriger Patient. Seit 2 Tagen erhebliche Verstärkung bereits in den letzten 15 Monaten wiederholt aufgetretener Retrosternalschmerzen, jetzt auch bei völliger Ruhe. Vor 2 Stunden Einsetzen einer rasch zunehmenden Kurzatmigkeit mit Erstickungsgefühl, das den Patienten zum Aufrechtsitzen im Bett zwingt.

Klinischer Befund

Bei der Lungenauskultation inspiratorisch reichlich kleinblasige Rasselgeräusche über beiden Lungen mit weithin hörbarem Brodeln. RR 110/60 mm Hg. RP 135/min. Herzauskultation durch die Überlagerung mit Atemgeräuschen sehr erschwert. CK 385 mU.

EKG

(Abb. 34a, b). Über V_1–V_6 (Abb. 34b) Zeichen eines Vorderwandinfarktes des Herzens im akuten Stadium bei Rechtsschenkelblock-EKG. Über I–III und Goldberger-Abl. Rechtsschenkelblock (Abb. 34a).

Aspektbefund

(Abb. 35). Aufrecht sitzende Haltung im Bett mit Orthopnoe. Lippenzyanose, darüber hinaus mäßige diffus verteilte Gesichtszyanose. Durch die bedrohliche Atemnot ängstlich-gequält wirkender Augenausdruck mit matten, erschöpften Gesichtszügen. Schlängelung der Temporalarterien (Abb. 35, links). Blutigschaumiges Sputum (Abb. 35, rechts).

Beurteilung

Orthopnoische Haltung als Leitbild der kardiogenen Atemnot infolge einer akuten Linksinsuffizienz, wobei das blutig-schaumige Sputum auf deren höchsten Grad im Sinne eines Lungenödems hinweist. Die Schmerzanamnese des Status angionosus legt zusammen mit dem Koronargesicht den Gedanken an einen frischen Herzinfarkt als Ursache des plötzlichen Linksherzversagens nahe.

Abb. 34
EKG bei Vorderwandinfarkt im Anfangsstadium mit Rechtsschenkelblock (**a** I–III und Goldberger-Abl., **b** V_1–V_6)

Abb. 35
Infarktgesicht im Lungenödem

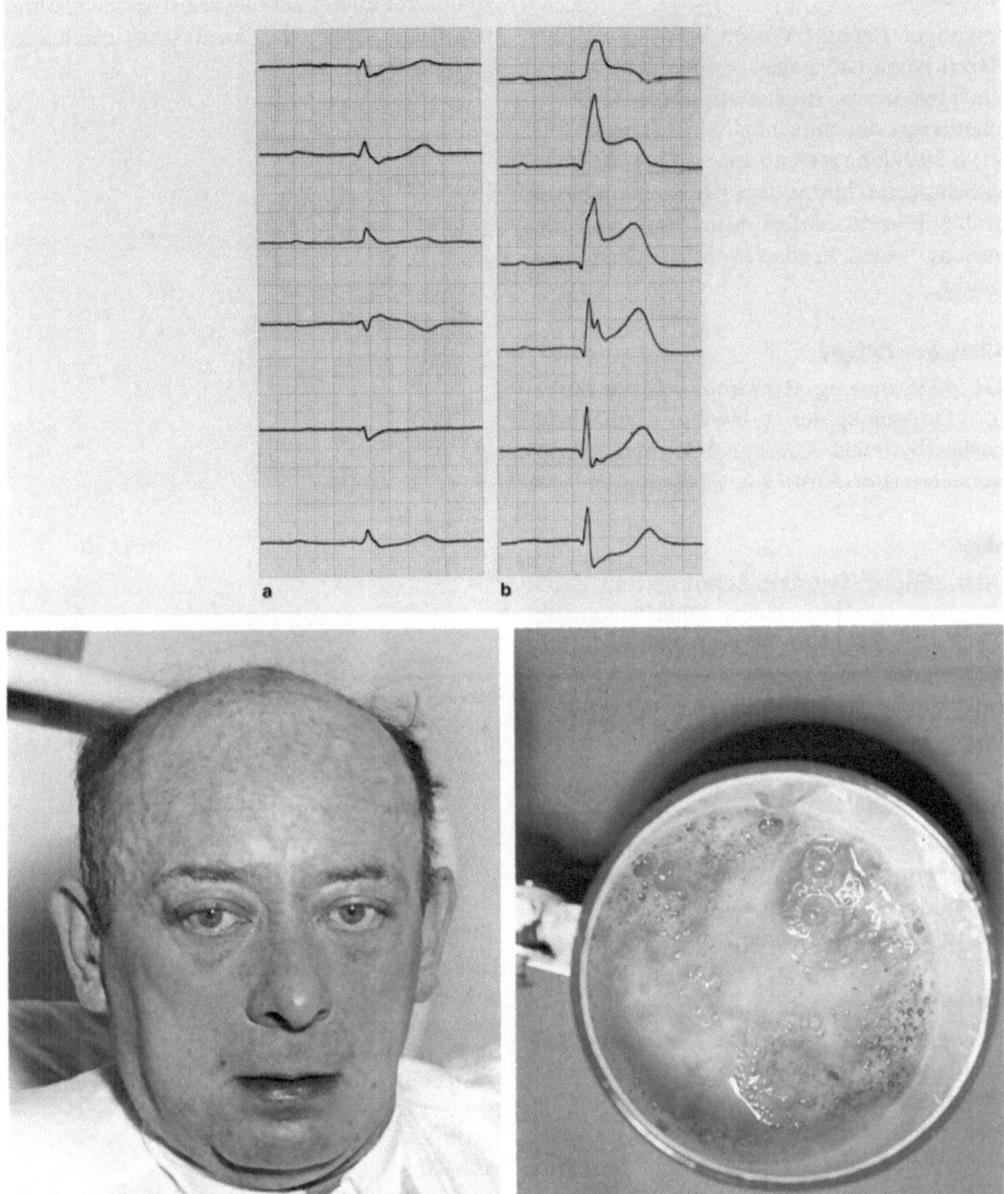
a
b

3.10 Infarktgesicht bei elektrischem Schrittmacher

Anamnese

73jähriger Patient. Wegen bradysystolischen Herzrhythmusstörungen infolge eines Sick-Sinus-Syndroms Implantation eines elektrischen Herzschrittmachers vor 2 Jahren. Jetzt seit 6 Stunden rasch an Intensität zunehmende Schmerzen hinter dem Brustbein mit Ausstrahlung in den linken Arm. Stationäre Einweisung wegen Verdachts auf frischen Herzinfarkt.

Klinischer Befund

RR 140/90 mm Hg. RP 72/min. Herzauskultation: Doppelung des II. Herztons bei Schrittmacherrhythmus. CK initial 45 mU. Erst 24 Stunden später Anstieg auf 210 mU.

EKG

(Abb. 36a, b). Typisches Schrittmacher-EKG, das einen Infarktnachweis zunächst unmöglich macht (Abb. 36a). Erst bei einem 2 Wochen später gewonnenen Eigenschlag typischer Befund eines Hinterwandinfarktes im Vernarbungsstadium (Abb. 36b).

Aspektbefund

(Abb. 37). Schwerkranker Patient mit vor Schmerz in innerer Dramatik geschlossenen Augenlidern bei blasser Gesichtsfarbe. Typische Infarktphysiognomie.

Beurteilung

Physiognomischer Aspekt in Verbindung mit der akuten Schmerzanamnese als zunächst einziges Leitbild für die primär-diagnostische Annahme eines frischen Herzinfarktes, dessen Nachweis mit laborchemischen Methoden (CK) erst 24 Stunden später gelang. Der Beweis im EKG erfolgte sogar erst 2 Wochen später bei einem zufällig registrierten spontanen Eigenschlag des sonst schrittmachergeführten Herzens.

Abb. 36

Hinterwandinfarktnachweis bei Schrittmacher-EKG

a Schrittmachererregung: Infarktnachweis nicht möglich

b Eigenerregung: vernarbter Hinterwandinfarkt

Abb. 37

Infarktgesicht des Schrittmacher-Patienten mit frischem Hinterwandinfarkt

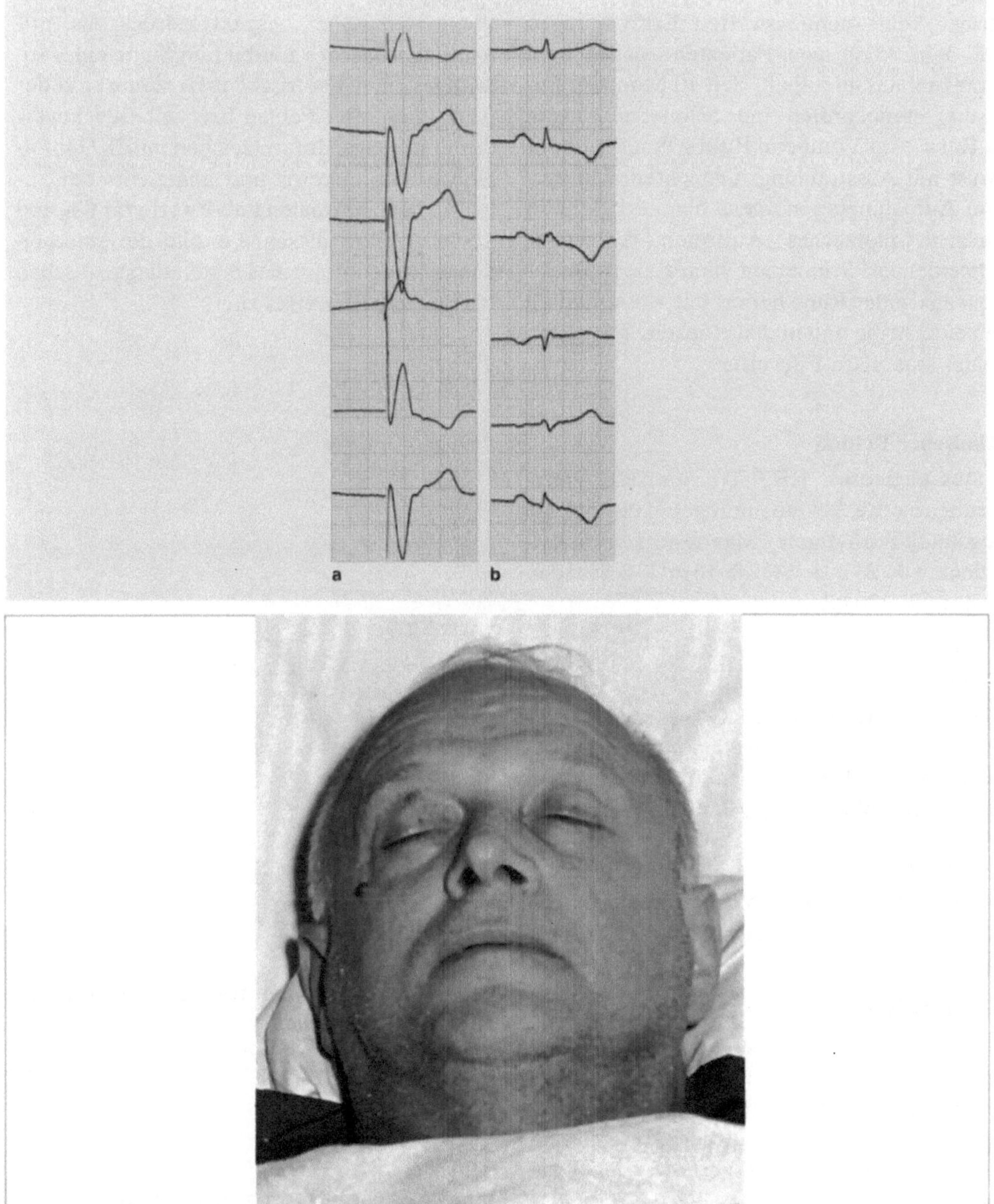
a
b

3.11 Infarktgesicht bei noch normalem Labor- und überlagertem EKG-Befund

Anamnese

Bisher keine nennenswerten Erkrankungen bei dem 45jährigen Patienten, daher kein Krankenhausaufenthalt. Seit 10 Monaten Belastungsstenokardien mit Schmerzabklingen in Ruhe. Am Vorabend Ruheschmerz auf der Brust mit Ausstrahlung zur rechten Schulter. Am Aufnahmetag morgens ohne erkennbare Ursache plötzliches Auftreten schwerster schneidender Schmerzen hinter dem Brustbein aus voller Ruhe heraus mit Ausstrahlung in beide Arme und in den Rücken. 2 Stunden später stationäre Einweisung.

Klinischer Befund

Status anginosus. RR 170/85 mm Hg. Herzfrequenz etwa 90/min, unregelmäßig infolge absoluter Arrhythmie. Manifeste Linksinsuffizienz. CK 23 mU. SGOT 16 mU. 8 Stunden später CK 126 mU.

EKG

(Abb. 38). Aufnahme-EKG wegen der Entstellung durch Flimmerwellen nur unter Vorbehalt ohne sichere Zeichen für einen frischen Infarkt. Sowohl in I–III (Abb. 38a) wie V_1–V_3 (Abb. 38b) wie V_4–V_6 (Abb. 38c) 8 Stunden später EKG-Befund unverändert. Auch jetzt bei weiterbestehendem Vorhofflimmern noch keine sicheren Infarktzeichen.

Aspektbefund

(Abb. 39). Trotz des relativ jugendlichen Alters des erst 45jährigen Patienten schmerzgeprägte Infarktphysiognomie mit Adrenalinblässe, in sich gekehrtem, traurig-resignierendem Gesichtsausdruck, Querfalten der Stirnhaut, verengter Lidspalte.

Beurteilung

Physiognomischer Aspekteindruck als primärdiagnostisches Leitbild im Sinne eines Infarktgesichtes bei frischem Herzinfarkt in der Akutphase. Bei Fehlen bzw. Überdecktwerden eindeutiger Infarktzeichen im EKG infolge Vorhofflimmerns und angesichts der zunächst noch normalen Laborwerte für CK und SGOT kommt diesem Leitbild die entscheidende Bedeutung eines ersten diagnostischen Vermutungshinweises zu.

Abb. 38

EKG-Entstellung bei frischem Herzinfarkt durch Flimmerwellen
a I–III
b V_1–V_3
c V_4–V_6

Abb. 39

Infarktgesicht bei frischem Herzinfarkt

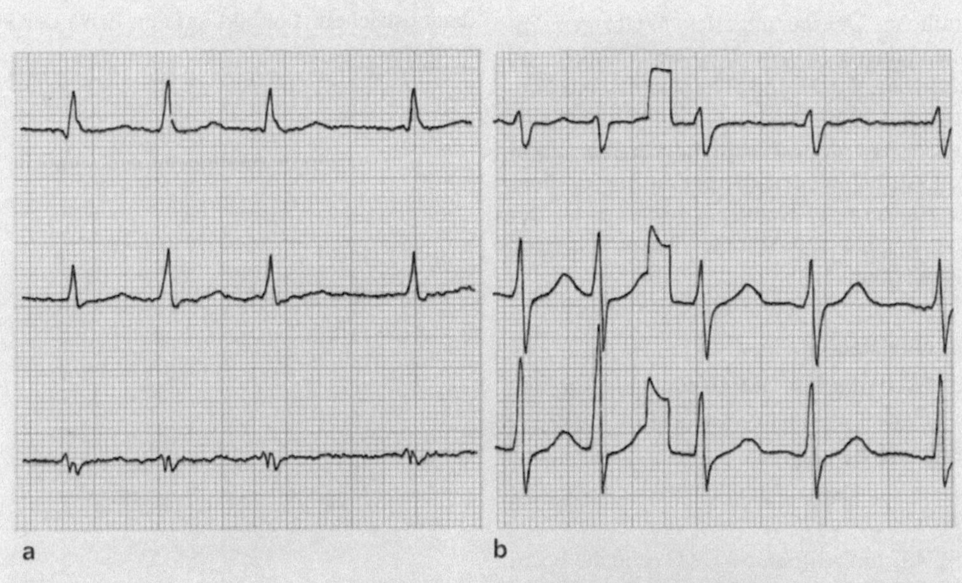
a
b

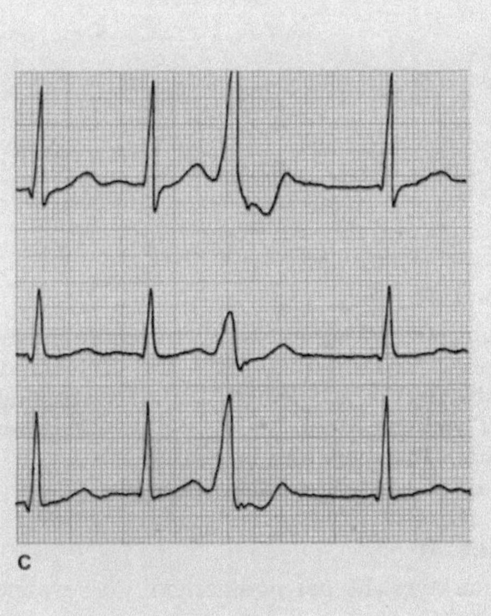
c

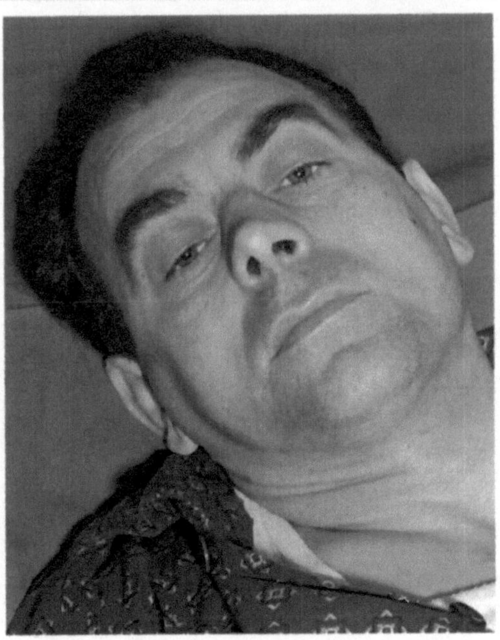

3.12 Infarktgesicht bei maskiertem Vorderwandinfarkt

Anamnese

Berufliche Überlastung des 47jährigen Patienten durch Tagesarbeit als Fahrer und nächtlichen Wach- und Schutzdienst. Nikotinabusus mit 20 Zigaretten täglich. Bisher keine Herzbeschwerden. 2 Stunden vor der stationären Aufnahme erstmaliges Auftreten eines „Herzflatterns". Keine Schmerzen in der Herzgegend, keine Atemnot. Keine sonstigen Beschwerden.

Klinischer Befund

RR 150/80 mm Hg. Herzfrequenz etwa 160/min mit absolut unregelmäßiger Schlagfolge. CPK 46 mU.

EKG

(Abb. 40). Im Aufnahme-EKG schnelle Form einer absoluten Kammerarrhythmie infolge Vorhofflimmerns (Abb. 40a). Allenfalls infarktverdächtige ST-Hebungen über V_2–V_6 (Abb. 40b). 2 Tage später: Bei Weiterbestehen des Vorhofflimmerns (Abb. 40c) jetzt pathologische Veränderungen während der Erregungsrückbildungsphase über V_2–V_6 wie bei Vorderwandinfarkt (Abb. 40d).

Aspektbefund

(Abb. 41). Deutlich beeinträchtigter Allgemeinzustand mit Infarktgesicht, zusätzlich geprägt durch die tachykarde Herzarrhythmie. Geschlossene Augenlider, gespannte Mundpartie, blasse Gesichtsfarbe, leichte Benommenheit.

Beurteilung

Trotz noch fehlendem Infarktnachweis im EKG und noch normaler CK Hinweis der physiognomischen Veränderung als primärdiagnostischem Leitbild auf den Ernst der Situation.

Abb. 40

Infarktnachweis im EKG bei Vorhofflimmern
a–b Aufnahme-EKG (**a** I–III, Goldberger-Abl., **b** V_1–V_6): lediglich infarktverdächtige ST-Hebung über V_2–V_6 bei Überlagerung durch Flimmerwellen
c–d 2 Tage später Infarktnachweis

Abb. 41

Infarktgesicht bei maskiertem Vorderwandinfarkt

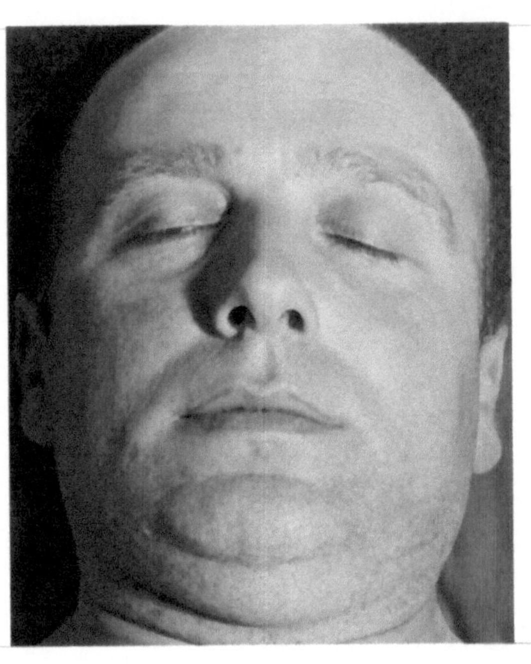

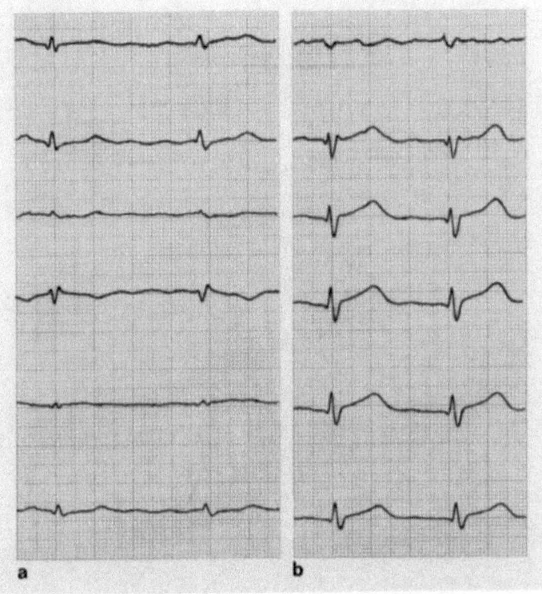
a
b

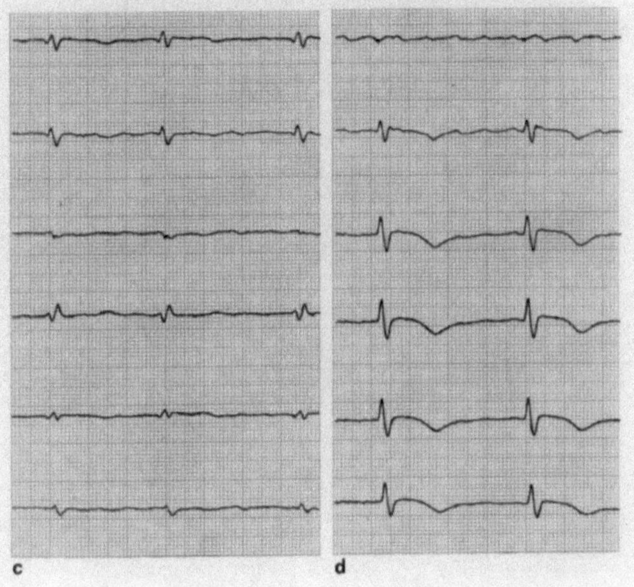
c
d

4 Leitbilder bei funktionellem Herzschmerz (Dyskardie)

4.1 Funktionell-vegetative Dyskardie mit rezidivierenden paroxysmalen Tachykardien

Anamnese

36jährige Patientin. Seit einem Jahr Auftreten von Herzanfällen in unregelmäßigen Abständen sowohl am Tage wie in der Nacht. Beginn mit Übelkeit und Schwäche, starkem Rauschen im ganzen Körper, besonders aber im Kopf. Druck- und Engigkeitsgefühl in der Herzgegend mit Stichen. Nach vorausgehendem Überschlagen am Herzen Einsetzen einer sehr schnellen Herztätigkeit, bei welcher der Puls unfühlbar wird. Dabei ausgesprochenes Angst- und Vernichtungsgefühl mit der qualvollen Empfindung des nahenden Endes. Anfallsdauer etwa 1–2 Stunden. Beendigung ebenso plötzlich wie der Beginn. Anschließend Durchfälle oder starker Urindrang mit Entleerung reichlicher Mengen eines wasserhellen Urins (Urina spastica).

Klinischer Befund

Während des Herzanfalles typischer Befund eines paroxysmalen Herzjagens mit einer Minutenfrequenz von 160 Schlägen. Im Intervall normaler Herzbefund mit regelmäßigem Rhythmus. RR 130/90 mm Hg. Röntgenologisch Herz und Lunge o. B.

EKG

(Abb. 42). Im Anfall paroxysmale supraventrikuläre Tachykardie. Der wiedergegebene Kurvenausschnitt mit V_1–V_3 zeigt den Übergang vom regelmäßigen Sinusrhythmus in die Tachysystolie. Im Intervall Normalbefund mit regelmäßigem Sinusrhythmus.

Aspektbefund

(Abb. 43). Während des Anfalles spontane Haltung der rechten Hand auf die Herzgegend („Mein Herz, mein Herz"). Gesichtsprägung durch matte, infolge seelischer Erregung abgespannt-erschöpfte Züge mit allen Zeichen einer äußerlichen Theatralik ohne jede innere Dramatik. Diese Situation einer funktionellen Dyskardie wird noch unterstrichen durch die lässige, fast teilnahmslos-passive Haltung des die Patientin begleitenden Ehemannes. Er will damit unbewußt dartun, daß er diese „Anfälle" und ihre letztendliche Harmlosigkeit schon zur Genüge kennt. Darum zeigt er sich auch nicht sonderlich beeindruckt.

Beurteilung

Funktionell bedingtes anfallsweises Herzjagen mit vegetativer Pseudostenokardie (Dyskardie) ohne Anhalt für eine echte organische Herzerkrankung. Die äußere Theatralik des Aspektbefundes bildet das Leitbild für die Primärdiagnostik.

Abb. 42

EKG (V_1–V_3) bei Übergang von Sinusrhythmus in eine paroxysmale supraventrikuläre Tachykardie

Abb. 43

Physiognomisches Leitbild bei funktioneller Dyskardie

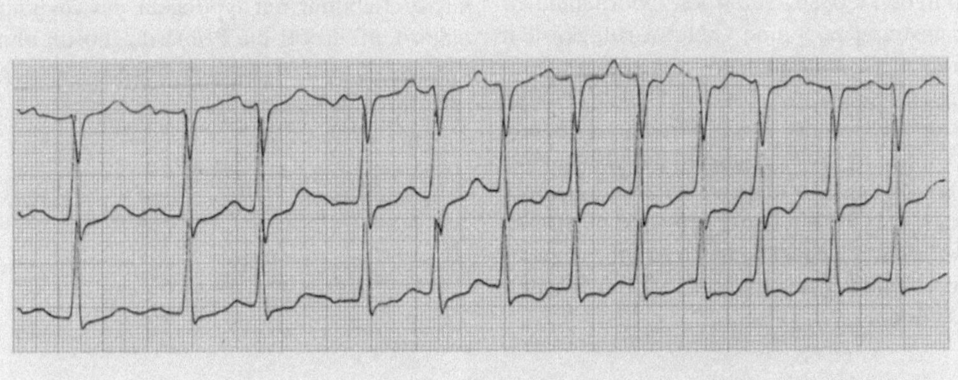

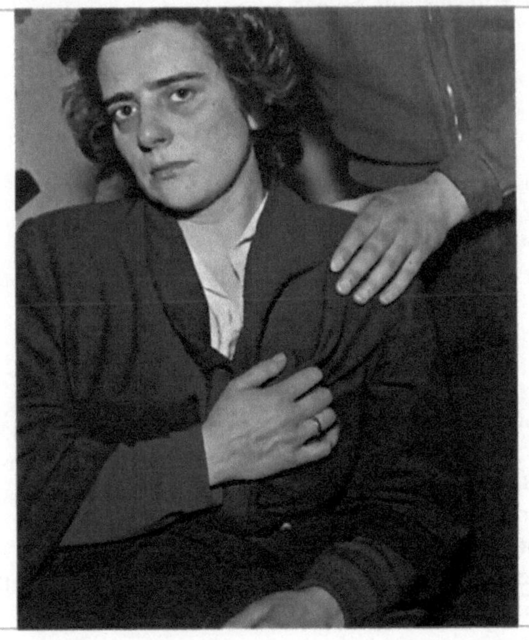

4.2 Funktionelle Dyskardie bei vegetativer Labilität

Anamnese

Der 28jährige Patient leidet schon seit der Jugend an „Herz- und Kreislaufstörungen", die sich in den letzten Jahren seit Übernahme einer anstrengenden und verantwortungsvollen Berufstätigkeit häufen und verstärken: Neigung zu Herzklopfen bis zum Hals hin, dabei Atembeklemmung sowie Druckempfindung und Stiche in der Herzgegend bis zu schmerzhaften Mißempfindungen von stundenlanger Dauer. Der Patient ist zappelig und nervös, er kann sich schlecht konzentrieren, neigt zu Schweißbildung an den meist kalten Händen und Füßen.

Klinischer Befund

Am Herzen auskultatorisch und röntgenologisch Normalbefund. RR 120/60 mm Hg im Liegen. RP 94/min, regelmäßig. Schilddrüsenfunktionstests: kein Hinweis auf Hyperthyreose.

EKG

(Abb. 44). Normaler Erregungsablauf bei Zeichen einer vegetativ-hypersympathikotonen Stigmatisation mit TP-Überlagerung in I–III und Goldberger-Abl. (Abb. 44a) sowie mit ST-Aszension und T-Überhöhung über V_2–V_6 (Abb. 44b).

Aspektbefund

(Abb. 45). Ängstlich-unsicherer gespannter Gesichtsausdruck mit unstetem, fast verschämt-betreten zur Bettdecke gewandtem Blick. Dabei Extroversion der Gesamthaltung von eher äußerlich-theatralischem Charakter. Nervös-gezwungenes, verlegen wirkendes Lächeln. Keine Lippenzyanose.

Beurteilung

Funktionelle Herzbeschwerden vom Typ einer Dyskardie bei hypersympathikoton-vegetativer Labilität mit typischem physiognomischen Leitbild für die Primärdiagnostik ohne Anhalt für eine organische Herzerkrankung.

Abb. 44
Sympathikotonie-EKG
a I–III und Goldberger-Abl.
b V_1–V_6

Abb. 45
Physiognomisches Leitbild bei vegetativer Dyskardie

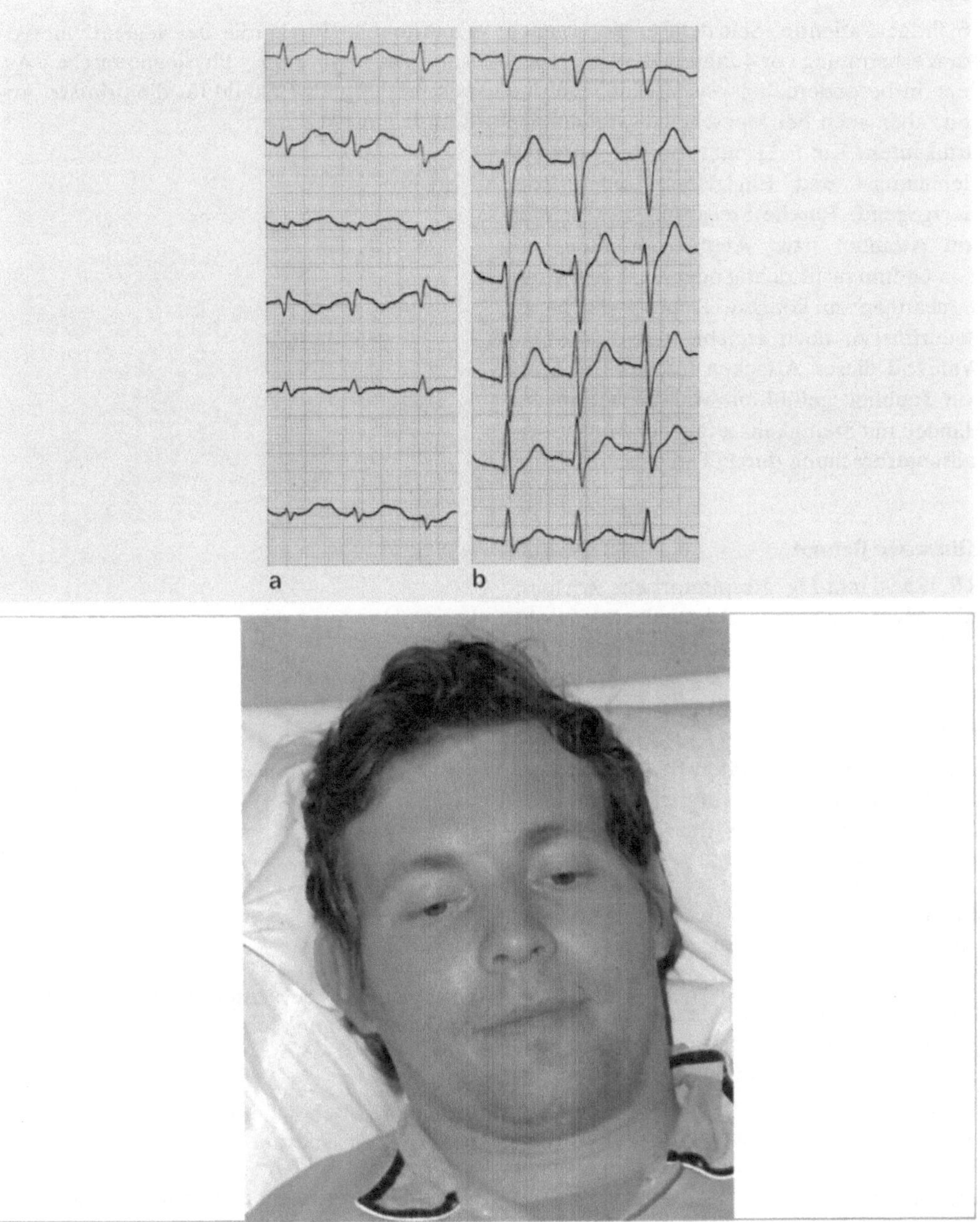
a
b

4.3 Dyskardie bei vegetativ-nervösem Atemsyndrom

Anamnese

26jährige Patientin. Seit dem 6. Monat nach der Verheiratung vor 4 Jahren Herzbeschwerden: insbesondere bei psychischen Emotionen, aber auch bei Menschenansammlungen (Einkaufen, Kino, Theater) auftretendes Beklemmungs- und Engigkeitsgefühl in der Herzgegend. Rasche Steigerung zu Anfällen von Atemnot bzw. Atembeklemmung mit dem Gefühl nicht richtig oder nicht tief genug durchatmen zu können. Dabei zwanghaftes Bedürfnis zu noch ergiebigerem Einatmen. Während dieser Attacken rasches Einsetzen von Taubheitsgefühl am Mund sowie in den Händen mit Steifigkeitsgefühl der Finger. Anfallsunterbrechung durch Tütenatmung.

Klinischer Befund

RR 125/90 mm Hg. Respiratorische Arrhythmie. Herz auskultatorisch und röntgenologisch o. B. Blutcalcium im Normbereich.

EKG

(Abb. 46). Im Extremitäten-EKG respiratorische Arrhythmie. Sonst normaler Erregungsablauf in Ruhe und nach Belastung.

Aspektbefund

(Abb. 47). Ausgesprochen extrovertierttheatralischer Gesichtsausdruck mit Tränen. Typische Haltung einer pulmonalen Dystonie (Atembeklemmung) während der Anfallssituation eines vegetativ-nervösen Atemsyndroms mit Hyperventilation und Pseudotetanie (Abb. 47a). Anfallsunterbrechung durch die in Abb. 47b beispielhaft wiedergegebene Tütenatmung.

Beurteilung

Funktionelle Dyskardie bei vegetativ-nervösem Atemsyndrom. Physiognomische Aspektprägung als Leitbild für die primäre Anfallsdiagnostik.

Abb. 46
EKG (I–III) bei respiratorischer Sinusarrhythmie (25 mm/sec)

Abb. 47
Physiognomisches Leitbild bei vegetativ-nervösem Atemsyndrom
a Im Anfall
b Anfallsunterbrechung durch Tütenatmung

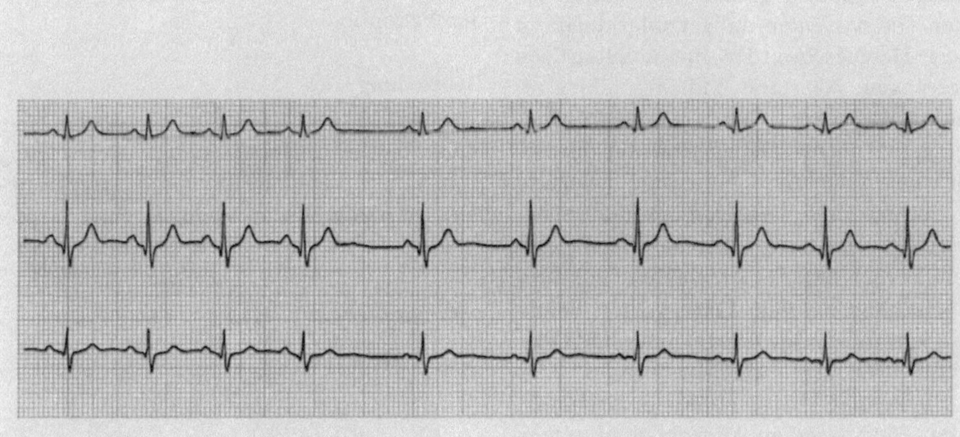

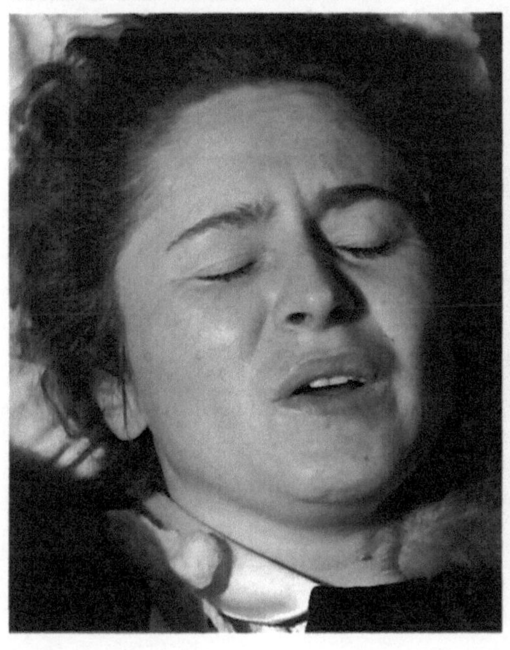

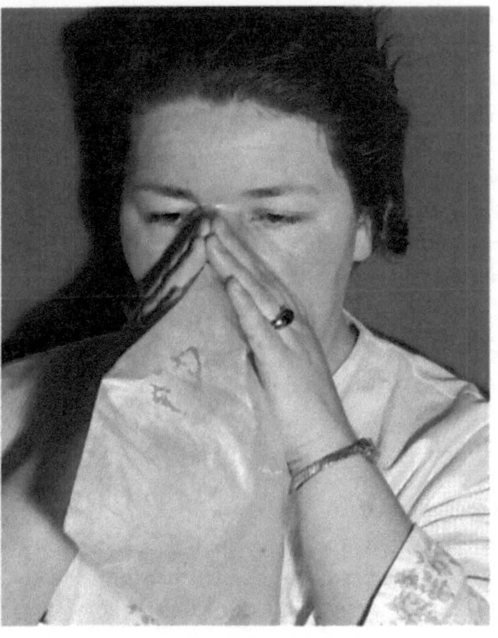

4.4 Dyskardie bei Herzneurose und Herzphobie

Anamnese

22jährige Patientin. Seit dem vor 2 Jahren erfolgten Tod des Vaters an Herzinfarkt nahezu ständig Herzbeschwerden mit anfallsartigen Steigerungen: Als starke Mißempfindung registriertes schweres Druck- und Beklemmungsgefühl in der Herzgegend mit diffuser Projektion in die linke Thoraxseite, gelegentlich auch nur in den Bereich der Herzspitze. Jedoch keine bevorzugte retrosternale Lokalisation. Ferner starkes Herzklopfen bei kräftiger Herztätigkeit ohne Frequenzbeschleunigung. Schwindel, Schwächegefühl ohne Ohnmacht, Schwitzen und Zittern am ganzen Körper. Elementare Angst mit der Befürchtung, daß das Herz in jedem Augenblick aussetzen und der Tod eintreten kann. Im Intervall nach dem ersten Anfall Einsetzen einer phobisch-hypochondrischen Entwicklung mit Ausbildung einer steten Erwartungsangst vor einem nächsten Anfall und vor dem Sterben im Sinne einer Phobophobie. Beruhigungseffekt des anwesenden Arztes oder der Nähe eines Angehörigen.

Klinischer Befund

RR 130/90 mm Hg. Respiratorische Arrhythmie. Herz auskultatorisch und röntgenologisch o. B.

EKG

(Abb. 48). Ruhe- (Abb. 48a–b), Belastungs- (Abb. 48d–f) und Steh-EKG (Abb. 48c) normal.

Aspektbefund

(Abb. 49). Ängstlich gespannter, extrovertierter Gesichtsausdruck mit mattem Blick. Diskrepanz zwischen der ängstlichen Gesamthaltung und der Perücken-Haartracht. Schlaffe, inaktive Haltung der im Bett liegenden Patientin.

Beurteilung

Im physiognomischen Leitbild typische Züge einer funktionell-neurotischen Herzstörung ohne Hinweis auf eine organische Herzkrankheit. Anamnestisch Vollbild einer Herzphobie.

Abb. 48

Normaler EKG-Befund bei Herzneurose
a–b Ruhe-EKG o. B.
c Steh-EKG o. B.
d–f Bel.-EKG o. B.

Abb. 49

Physiognomonisches Leitbild bei Herzneurose und Herzphobie

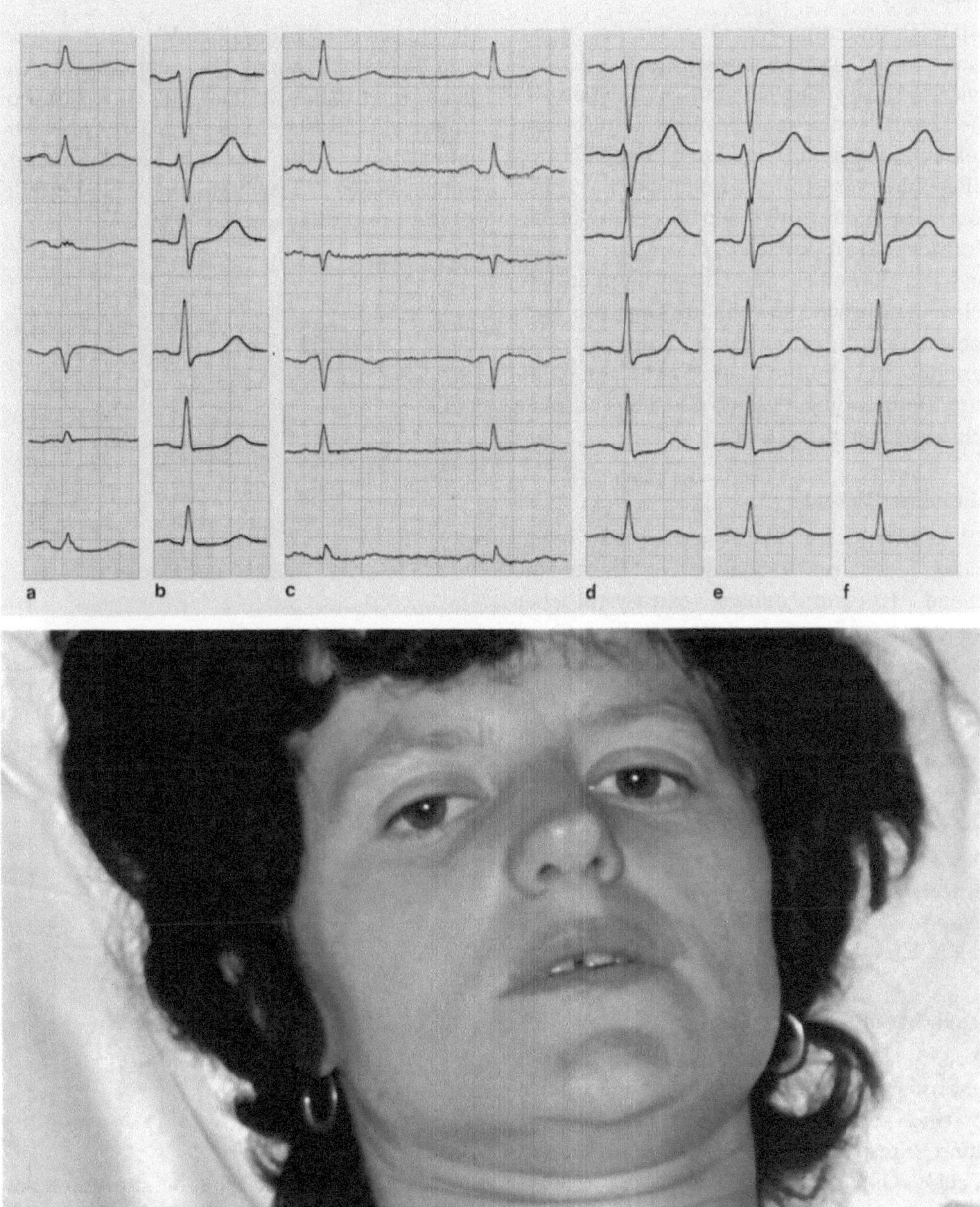
a
b
c
d
e
f

4.5 Dyskardie bei funktioneller Extrasystolie

Anamnese

48jährige Patientin. Seit Eintreten der Menopause vor 2 Jahren Herzbeschwerden: Unmotivierte Hitzewallungen und Schweißausbrüche. Anfallsweise auftretendes Druck- und Beklemmungsgefühl in der linken Thoraxseite ohne retrosternale Lokalisation. Dabei Angstempfindung und Unruhegefühl in der Herzgegend, als ob das Herz stolpert oder aussetzt. Einsetzen der Hitzewallungen und Schweißausbrüche sowohl am Tage wie auch nachts. Beunruhigung durch zeitweilig stark verlangsamten Puls mit nur 35 Schlägen je Minute. Befürchtung, deshalb einen elektrischen Schrittmacher zu benötigen.

Klinischer Befund

RR 150/90 mm Hg. Puls palpatorisch regelmäßig, jedoch mit 36 Schlägen je Minute auffallend langsam infolge extrasystolischer Pseudobradykardie. Auskultatorisch extrasystolische Bigeminie mit Halbrhythmus in der Peripherie (zentral 72/min). Keine Herzgeräusche oder Extratöne. Röntgenologisch Herz o. B.

EKG

(Abb. 50). Monotope ventrikulär-extrasystolische Bigeminie in I–III bei Ruhe. Nach Belastung regelmäßiger Sinusrhythmus mit normalem Erregungsablauf.

Aspektbefund

(Abb. 51). Ängstlich-introvertierter, fast auf ein drohendes bzw. erwartetes Unheil lauernder Blick mit halonierten Augen. „Strenger Mund". Resignierender Gesichtsausdruck der „Facies Klimakterika". Keine Lippenzyanose. Blasse, welke Gesichtsfarbe.

Beurteilung

Durch vegetativ-funktionelle Extrasystolie vom Typ einer monotopen ventrikulären Bigeminie bei beginnendem Klimakterium bedingte dyskardische Beschwerden ohne Anhalt für eine echte koronare Herzkrankheit. Klimakterische Gesichtsstigmata als Leitbild für die Primärdiagnostik.

Abb. 50
EKG (I–III) bei monotoper ventrikulär-extrasystolischer Bigeminie

Abb. 51
Physiognomisches Leitbild bei funktioneller Extrasystolie

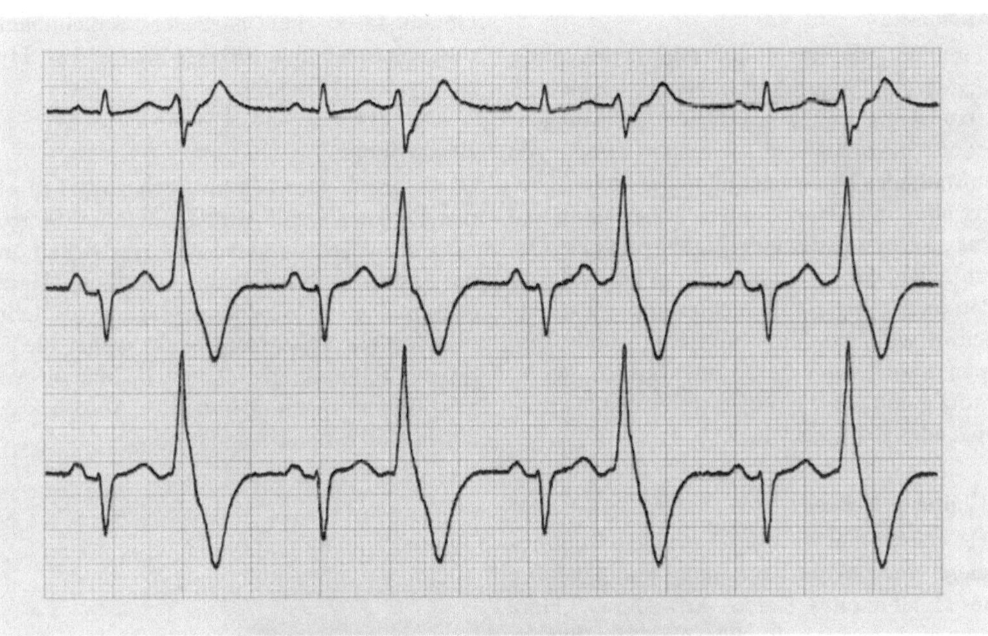

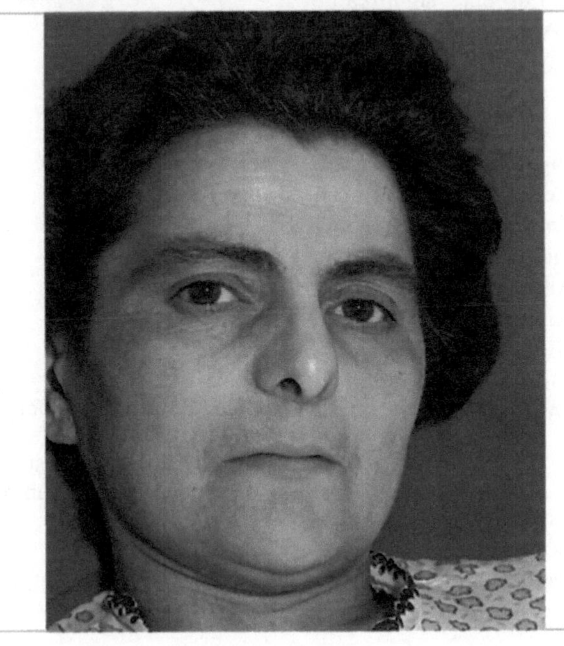

4.6 Sympathikotone Dyskardie

Anamnese

38jährige Patientin. Seit 4 Jahren sich in der letzten Zeit verstärkende Herzbeschwerden: Unabhängig von körperlichen Belastungen, jedoch bevorzugt bei seelischen Erregungen auftretendes Unruhegefühl in der linken Thoraxseite mit Herzklopfen, beschleunigtem Puls, Stichen in der Herzgegend und dem Gefühl, nicht richtig durchatmen zu können. Die Patientin neigt zu leichter Erregbarkeit, Schwitzen, innerem Vibrieren und Gespanntsein „wie eine Sprudelwasserflasche". Trotz guten, eher gesteigerten Appetits ungenügendes Körpergewicht.

Klinischer Befund

RR 155/100 mm Hg. Tachykarde Ruhefrequenz um 100/min. Betonung und Spaltung des I. Herztons. Keine Arrhythmie. Herz röntgenologisch o. B. Für eine signifikante Hyperthyreose kein Anhalt (PBJ, T3, T4 normal).

EKG

(Abb. 52). Regelmäßige Tachykardie von 135/min. Muskelverzitterungen (Myogramm). T-P-Überlagerung infolge der Frequenzbeschleunigung. Sympathikotone Stigmatisation mit T-Abflachung (Abb. 52a). Nach Betablockertest, d. h. 2 Stunden nach Einnahme von 1 Tabl. TENORMIN 50 völlige Normalisierung des Kurvenablaufes mit Frequenzrückgang auf 85/min (Abb. 52b).

Aspektbefund

(Abb. 53). Nervös gespannter Gesichtsausdruck. „Strenger bzw. erschreckter Blick" durch permanente Erweiterung der Lidspalte und leichte Protrusio der Augäpfel. Blasse Gesichtsfarbe bei normaler Schleimhautdurchblutung. Sympathikotonie- (bzw. Hyperthyreose-) Gesicht.

Beurteilung

Funktionelle Herzbeschwerden vom Typ einer Dyskardie bei sympathikotoner Steigerung der vegetativ-nervösen Erregbarkeit ohne Anhalt für eine echte organische Herzerkrankung. Physiognomieprägung als Leitbild für die Primärdiagnostik, wobei die in diesem Falle sympathikoten bedingten Augenveränderungen ebenso auch Ausdruck einer Hyperthyreose sein könnten.

Abb. 52

EKG (I–III und Goldberger-Abl.) bei sympathikotoner Dyskardie:
a Vor Betablocker-Test
b 2 Stunden nach Betablocker-Test

Abb. 53

Physiognomisches Leitbild bei sympathikotoner Dyskardie

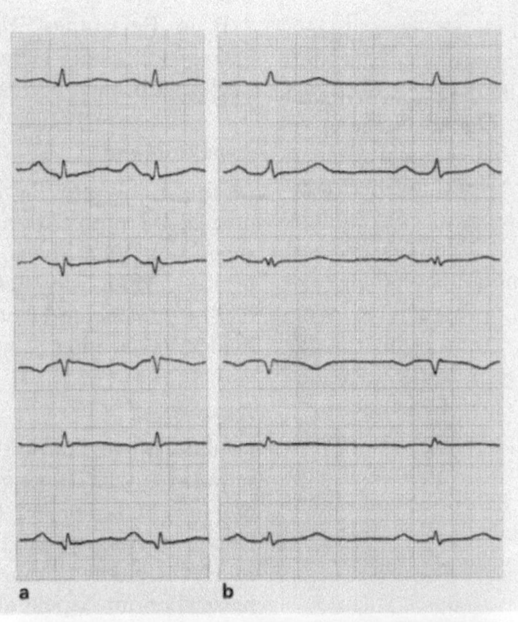
a
b

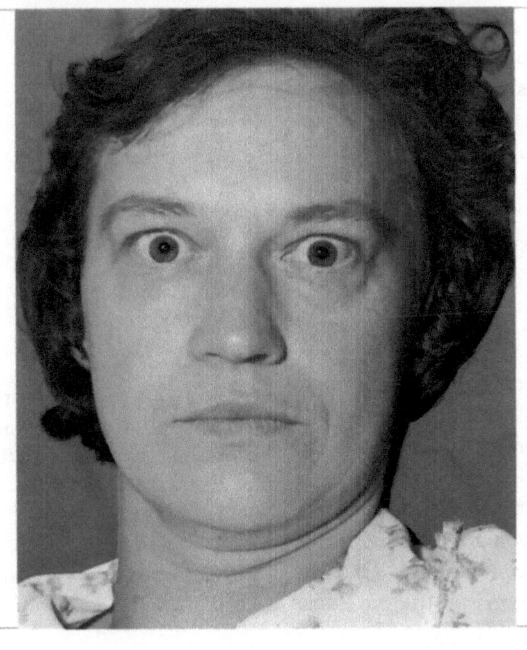

4.7 Vagotone Dyskardie

Anamnese

Vater und zwei von fünf Geschwistern haben niedrigen Blutdruck, langsamen Puls und Herzbeschwerden. Bei dem jetzt 42jährigen Patient besteht seit der Jugend Neigung zu Schwindelbeschwerden bei langem Stehen und Bücken; dabei stets hypotone Blutdruckwerte um 105/70 mm Hg sowie Pulsfrequenzen zwischen 45 und 60. Seit Jahren sind Herzbeschwerden bekannt: unabhängig von körperlicher Belastung, bevorzugt bei Wetterwechsel auftretendes Druckgefühl in der Herzgegend mit häufigem Aussetzen des Herzschlages „wie bei einer Fehlzündung". Dabei Angstempfindung, Schweißausbruch, Leistungsverfall. Nächtliche Träume, als ob der Patient in ein Loch fällt oder von einem Turm abstürzt („Fallträume").

Klinischer Befund

RR 110/80 mm Hg im Liegen. Herzfrequenz 50/min, unregelmäßig durch gelegentliche Extrasystolen. Bei Herzauskultation breite Spaltung des I. und II. Herztones der Extrasystolen als Hinweis auf ventrikulären Ursprung dieser Ektopien. Sonst auskultatorisch und röntgenologisch Herz unauffällig. Magen röntgenologisch und gastroskopisch ohne Ulcusverdacht.

EKG

(Abb. 54). In Ruhe Vagotonie-EKG mit nicht fixiertem bradykardem Grundrhythmus und vagotoner Stigmatisation im Erregungsablauf (ST-Hebung sowie T-Überhöhung in Extremitäten- und vor allem in den Wilsonableitungen). Gelegentlich mit weniger als 6 je Minute eingestreute monotop-ventrikuläre Extrasystolen mit langer postextrasystolischer Pause (Abb. 54a). Bei Frequenzbeschleunigung, z. B. im Belastungs-EKG, Verschwinden der extrasystolischen Herzrhythmusstörung bei auch im übrigen Normalbefund (Abb. 54b).

Aspektbefund

(Abb. 55). Weite Pupillen mit seitengleich normaler Lichtreaktion als Zeichen eines gesteigerten Vagustonus. Nasolabialfalte und breites Kinn wie bei Ulcusphysiognomie (s. S. 69). Feuchte Hände mit vasomotorisch-livider Verfärbung.

Beurteilung

Funktionell-vegetativ bedingte Herzbeschwerden vom Typ einer vagotonen Dyskardie mit funktionellen bradykardiebedingten Kammerextrasystolen. Für eine echte koronare Herzkrankheit kein Anhalt. Die Vagotoniezeichen im Aspekt als Leitbild für die Primärdiagnose.

Abb. 54
EKG (V_4–V_6) bei vagotoner Dyskardie
a Ventrikuläre Bradykardie-Extrasystole
b Nach geringer Frequenzbeschleunigung keine Extrasystolie

Abb. 55
Physiognomisches Leitbild bei vagotoner Dyskardie

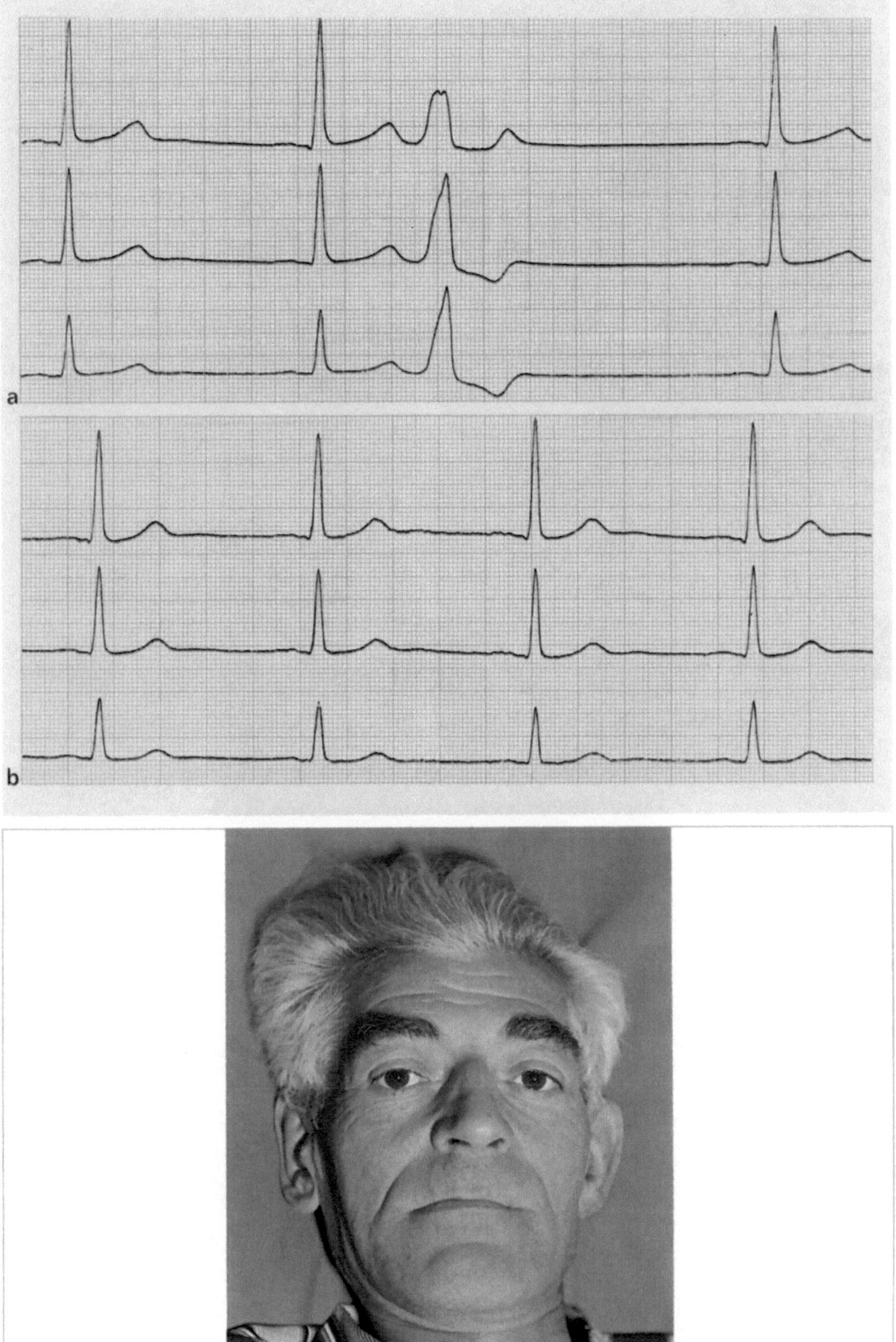
a
b

5 Leitbilder bei extrakardialer Pseudostenokardie

5.1 Pseudostenokardie bei vertebragenem Zervikalsyndrom

Anamnese

62jährige Patientin. Seit etwa 4 Jahren Herzbeschwerden, die subjektiv als „Angina pectoris" empfunden werden wegen ihrer linksthorakalen Lokalisation. Trotz Behandlung mit Koronartherapeutika in dem letzten Jahr Zunahme der Schmerzzustände, besonders deutlich während und nach einer 6wöchigen Bettruhe wegen durch Autounfall bedingter mehrfacher Oberschenkelfraktur links. Die Schmerzen werden in der linken Thoraxseite angegeben, besonders stark im Verlauf der vorderen Axillarlinie sowie im linken Schulterbereich mit Ausstrahlung in den linken Arm. Schmerzauslösung vor allem bei „Belastung und Bewegung". Diese stellt sich jedoch bei Anamnesevertiefung als Drehen im Bett auf die linke Körperseite heraus sowie als Bewegung des linken Arms im Schultergelenk.

Klinischer Befund

RR 130/90 mm Hg im Liegen. Herzauskultatorisch unauffällig. Keine Arrhythmie. Schulter- und Thoraxmuskulatur stark druckschmerzhaft, besonders im Bereich der linken Trapezius- und Pektoralisgruppe (Abb. 58). Okzipitalnervenaustrittsstellen beiderseits druckschmerzhaft.

EKG

(Abb. 56). Ruhe- (Abb. 56a–b) und Belastungs-EKG (Abb. 56c–e) normal.

Röntgenbefund

(Abb. 57). Ausgeprägte pathologische Veränderungen im Bereich der Halswirbelsäule mit Zeichen einer fortgeschrittenen Spondylosis deformans besonders bei C_5–C_6.

Aspektbefund

(Abb. 58). Bereits bei mäßig kräftiger Palpation der rechten Thoraxmuskulatur, hier im Trapeziusbereich, deutlich im Gesicht der Patientin erkennbare Schmerzreaktion mit Verkneifen des Mundes und Schließen des rechten Auges.

Beurteilung

Irrtümlich als echte organische stenokardische Beschwerden im Rahmen einer koronaren Herzkrankheit aufgefasste und daher erfolglos mit Koronarmedikation behandelte extrakardiale Pseudostenokardie durch Pektoralis- und Schultermyalgien bei vertebragenem Zervikalsyndrom. Klinisch normaler Herzbefund ohne Hinweis auf eine koronare Herzkrankheit. Sichtbare Schmerzauslösung durch Palpation der Thoraxmuskulatur als Leitbild für die Primärdiagnose.

Abb. 56

Normaler EKG-Befund bei extrakardialer Pseudostenokardie:
a–b Ruhe-EKG
c–e Belastungs-EKG

Abb. 57

Röntgenbefund der Halswirbelsäule: ausgeprägte Spondylose bei vertebragenem Zervikalsyndrom

Abb. 58

Aspekt-Leitbild bei extrakardial vertebragener Pseudostenokardie

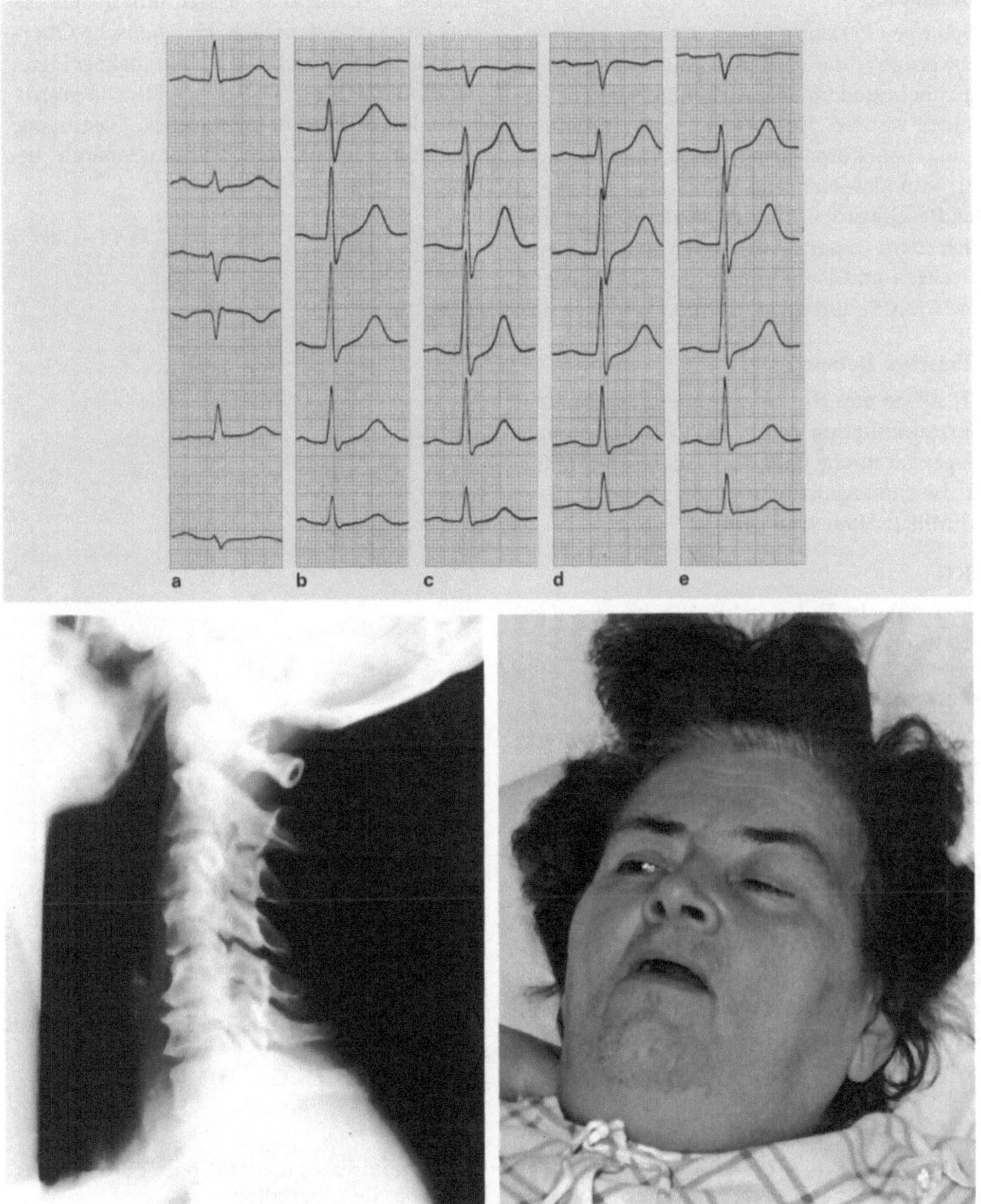
a
b
c
d
e

5.2 Pseudostenokardie bei Hiatushernie

Anamnese

56jährige Patientin. Seit Jahren „Herzbeschwerden", die als Druckgefühl hinter dem Brustbein und im epigastrischen Winkel empfunden werden. Keine Abhängigkeit im Auftreten von körperlichen Belastungen, dagegen von der Nahrungsaufnahme. Einsetzen der Beschwerden überwiegend während und nach dem Essen, verbunden mit Kollern, Gluckern und Rumoren in der Magengegend sowie mit Sodbrennen.

Klinischer Befund

RR 145/85 mm Hg. Herzfrequenz regelmäßig. Herzauskultation o. B., jedoch gelegentliche Magengeräusche über der Herzgegend. Mäßige Eisenmangelanämie (Hb 10.4 g%, Ery. 3.1 Mill.). Hämoccult +++.

EKG

(Abb. 60). In Ruhe (Abb. 60a–b) und nach Belastung (Abb. 60c–e) Normalbefund.

Röntgenbefund

(Abb. 59). Am Magen ausgeprägter Befund einer fixierten Hiatushernie mit Verlagerung nahezu des gesamten Magens in den retrokardialen Thoraxraum.

Aspektbefund

(Abb. 61). Typische Doppelfalte an den Oberlidern beider Augen im Sinne einer Veraguthschen Oberliddeckfalte. Diese Veränderung wird mit einer Wahrscheinlichkeit von 80 v. H. gefunden bei Hiatushernie und Kaskadenmagen.

Beurteilung

Seit Jahren als „Herzbeschwerden" im Sinne von Stenokardien durch Hiatushernie vorgetäuschte extrakardiale Beschwerden mit bereits durch die typischen *Veraguth*sche Oberlidfalte als klinisches Leitbild nahegelegter Aspektdiagnose eines Roemheldschen gastrokardialen Symptomenkomplexes. Gastrogene chronische hypochrome Blutungsanämie bei Hiatushernie.

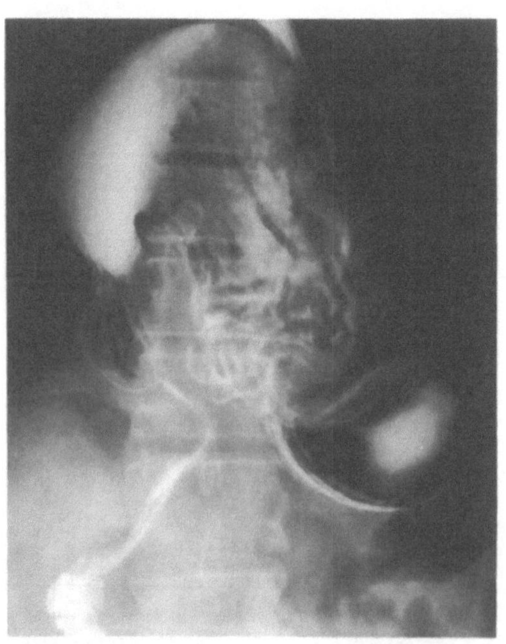

Abb. 59

Röntgenbefund des Magens: ausgeprägte fixierte Hiatushernie

Abb. 60

Normaler EKG-Befund bei Hiatushernie:
a–b Ruhe-EKG o. B.
c–e Belastungs-EKG o. B.

Abb. 61

Physiognomisches Leitbild bei Hiatushernie: *Veraguth*sche Oberlidfalte

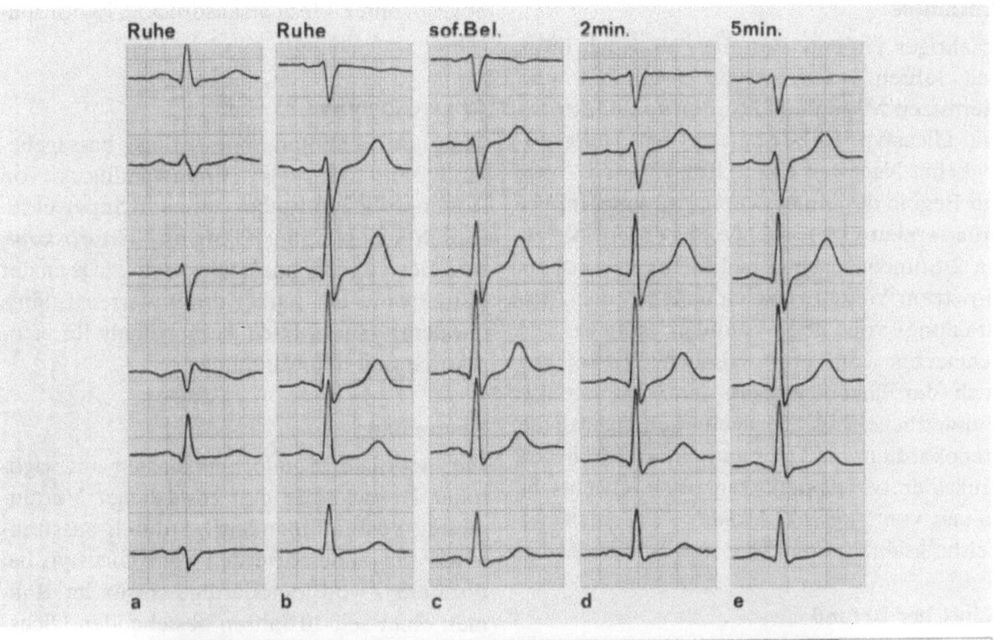

Ruhe
Ruhe
sof.Bel.
2min.
5min.
a
b
c
d
e

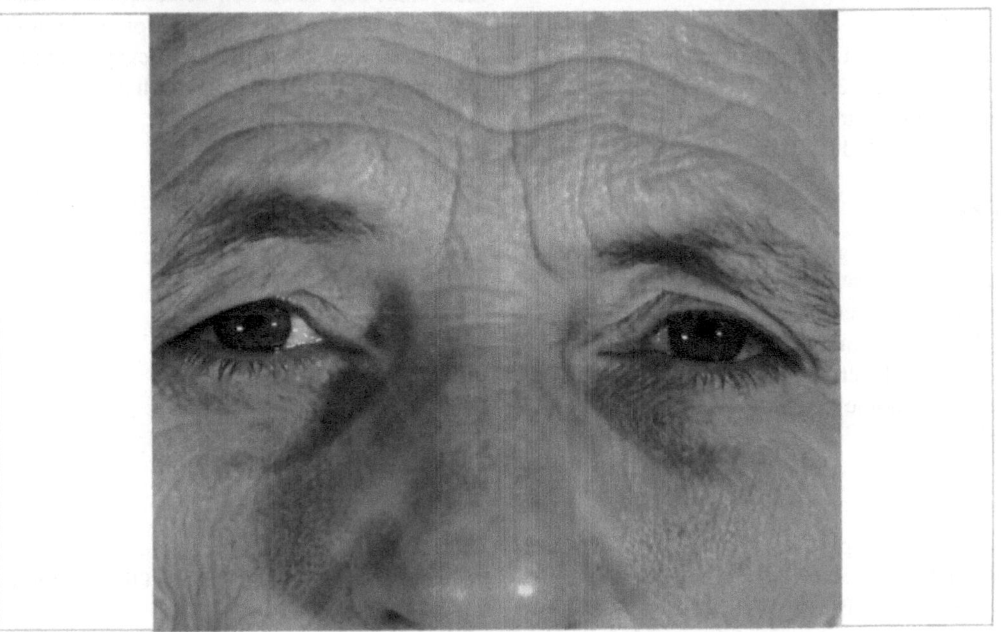

5.3 Pseudostenokardie bei Magengeschwür (Ulcusdiathese)

Anamnese

45jähriger Patient. Beruflich als Koch tätig. Seit Jahren besonders zur Frühjahrs- und Herbstzeit Magenbeschwerden vom Gastritis- und Ulcustyp. Bisher bereits 4mal röntgenologischer Nachweis eines Ulcus duodeni. Jetzt mit Beginn des biologischen Frühjahrs im Februar erneut Oberbauchbeschwerden, die etwa 2 Stunden nach dem Essen sowie nachts einsetzen. Wegen zugleich auftretender Ausstrahlung von über Stunden anhaltenden Schmerzen vom epigastrischen Winkel aus nach der linken Rücken- und Thoraxseite hausärztlicherseits Verdacht auf zusätzliche Stenokardien im Rahmen einer koronaren Frühsklerose. Appetitlosigkeit, Gewichtsabnahme von 5 kg in 2 Monaten, körperlicher Leistungsabfall, Schwäche und Schwindel.

Klinischer Befund

Druckschmerz am Duodenalpunkt. Schleimhautblässe bei hypochromer Anämie (Hb 10.8 g%, Ery. 3.4 Mill.). Herzfrequenz regelmäßig mit 49/min, bradykard. Herzauskultation o. B. RR 110/70 mm Hg im Liegen.

EKG

(Abb. 62). Regelmäßige Bradykardie (Abb. 62a) bei typischem Vagotonie-EKG mit besonders deutlich über V_2–V_6 (Abb. 62b) ausgebildeter Hebung der ST-Strecken bei überhöhten und zeltförmig zugespitzten T-Zacken („T en dôme“: sog. „Ulcus-EKG“ nach Waider).

Aspektbefund

(Abb. 63). Typische „Ulcus-Physiognomie“ mit tiefen Nasolabialfalten und breitem „Laternenkinn“. Blasse Gesichtsfarbe. Matter, abgespannter Gesichtsausdruck. Nikotinspuren an den Fingern.

Röntgenbefund

Trotz Narbenbulbus nur geringe Passagebehinderung. Florides Hinterwandulcus von Linsengröße am Bulbus duodeni. Supersekretorisch-hypertrophe Gastritis. *Gastroskopische* Bestätigung eines blutenden Ulcus an der Hinterwand des narbig deformierten Bulbus duodeni. *Histologisch* kein Anhalt für neoplasmatische Umwandlung.

Beurteilung

Extrakardiale Pseudostenokardien mit vagotoner Bradykardie und zusätzlicher Vortäuschung echter Stenokardien durch ausstrahlende Magenbeschwerden vom Ulcustyp bei floridem Zwölffingerdarmgeschwür im Rahmen einer seit 10 Jahren bestehenden Ulcusdiathese. Chronische hypochrome Anämie bei Ulcusblutung. Typische Ulcusphysiognomie als Leitbild für die Primärdiagnose.

Abb. 62

EKG-Befund bei Ulcusdiathese
a I–III und Goldberger-Abl.
b V_1–V_6

Abb. 63

Physiognomisches Leitbild bei Ulcusdiathese mit Pseudostenokardie

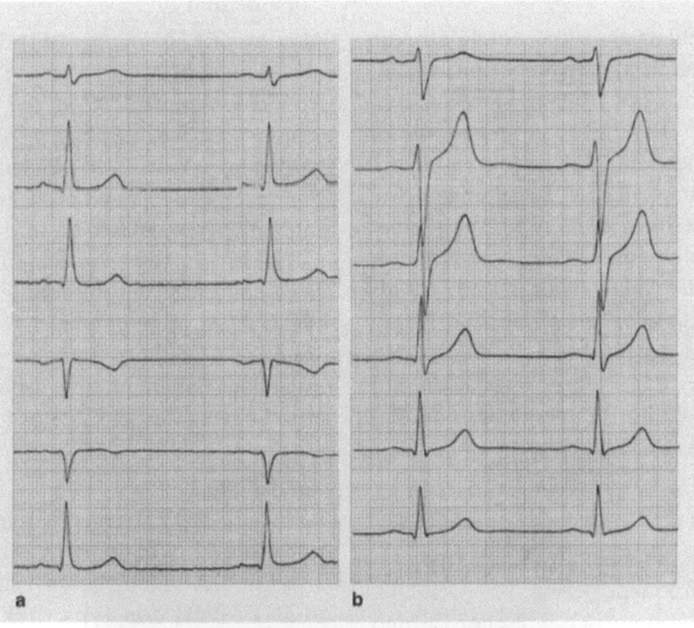
a
b

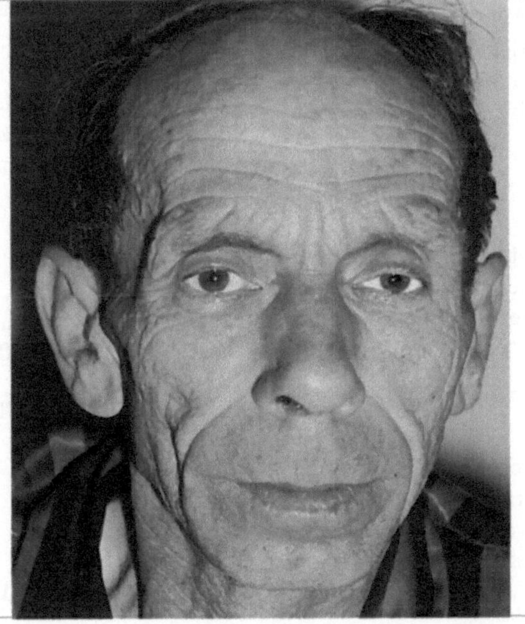

5.4 Pseudostenokardie bei Zoster

Anamnese

Seit dem 21. Lebensjahr ist bei der 44jährigen Patientin ein durch akuten fieberhaften Gelenkrheumatismus erworbener Herzklappenfehler bekannt. Beschwerden macht dieser Defekt in den letzten 5 Jahren durch zunehmende Kurzatmigkeit bei Belastungen wie z. B. Treppensteigen. Neuerdings seit einer Woche Auftreten bis dahin unbekannter Schmerzen in der linken Thoraxseite, die als flächenhaftes Brennen zwischen der Brustbeingegend und der Wirbelsäule empfunden werden. Einweisung wegen Verdachts auf echte Stenokardie im Rahmen einer zusätzlichen koronaren Herzkrankheit.

Klinischer Befund

Mittelschnelle Form einer absoluten Arrhythmie. Minutenfrequenz etwa 75. RR 140/90 mm Hg. Auskultatorisch typischer Befund einer akustisch reinen Mitralstenose mit paukendem I. Herzton, Mitralöffnungston und protodiastolischem Intervallgeräusch von Decrescendocharakter (Abb. 64b). Transaminasen im Normbereich.

EKG

(Abb. 64a). In I–III mittelschnelle Form einer absoluten Kammerarrhythmie infolge Vorhofflimmerns. Weder in Ruhe noch nach Belastung ischämische Zeichen.

PKG

(Abb. 64b). Mitralstenose Typ IIb mit paukendem I. Herzton; Mitralöffnungston bei einer Mitralöffnungszeit von 0,09 sec; protodiastolisches Intervallgeräusch von Decrescendo; kein systolisches Geräusch.

Aspektbefund

(Abb. 65–66). Typische Mitralphysiognomie mit Wangenrötung ohne Lippenzyanose (Abb. 65). Am Thorax bei der ersten Untersuchung keine erkennbaren Auffälligkeiten. Bei der inspektorischen Nachuntersuchung 7 Tage später jedoch jetzt charakteristische Rötung mit Papel-, Bläschen- und Pustelbildung im Bereich der linken vorderen und lateralen Thoraxseite, die mit unterschiedlicher Intensität und Ausdehnung scharf begrenzt zwischen Vertebrallinie und Sternalregion sich ausgebildet haben mit dem typischen Aspektbefund eines (Herpes) Zoster (Abb. 66).

Beurteilung

Durch zunächst noch nicht ausgebildete Hauterscheinungen vorgetäuschte Stenokardie bei Zoster in den linken oberen Thorakalsegmenten Th IV–VIII vom Typ extrakardialer Pseudostenokardien als diagnostische Fallgrube. Verspätete Diagnosesicherung erst nach Aufscheinen der charakteristischen Hauteffloreszensen möglich. Beispiel für die Unerläßlichkeit einer Thoraxinspektion bei jedem Patienten mit stenokardischen Beschwerden.

Abb. 64

EKG- und PKG-Befund bei Mitralstenose:
a EKG (I–III): Vorhofflimmern mit absoluter Kammerarrhythmie
b PKG: Mitralstenose Typ IIb

Abb. 65

Mitralgesicht

Abb. 66

Zoster der Haut im linken Thoraxbereich.

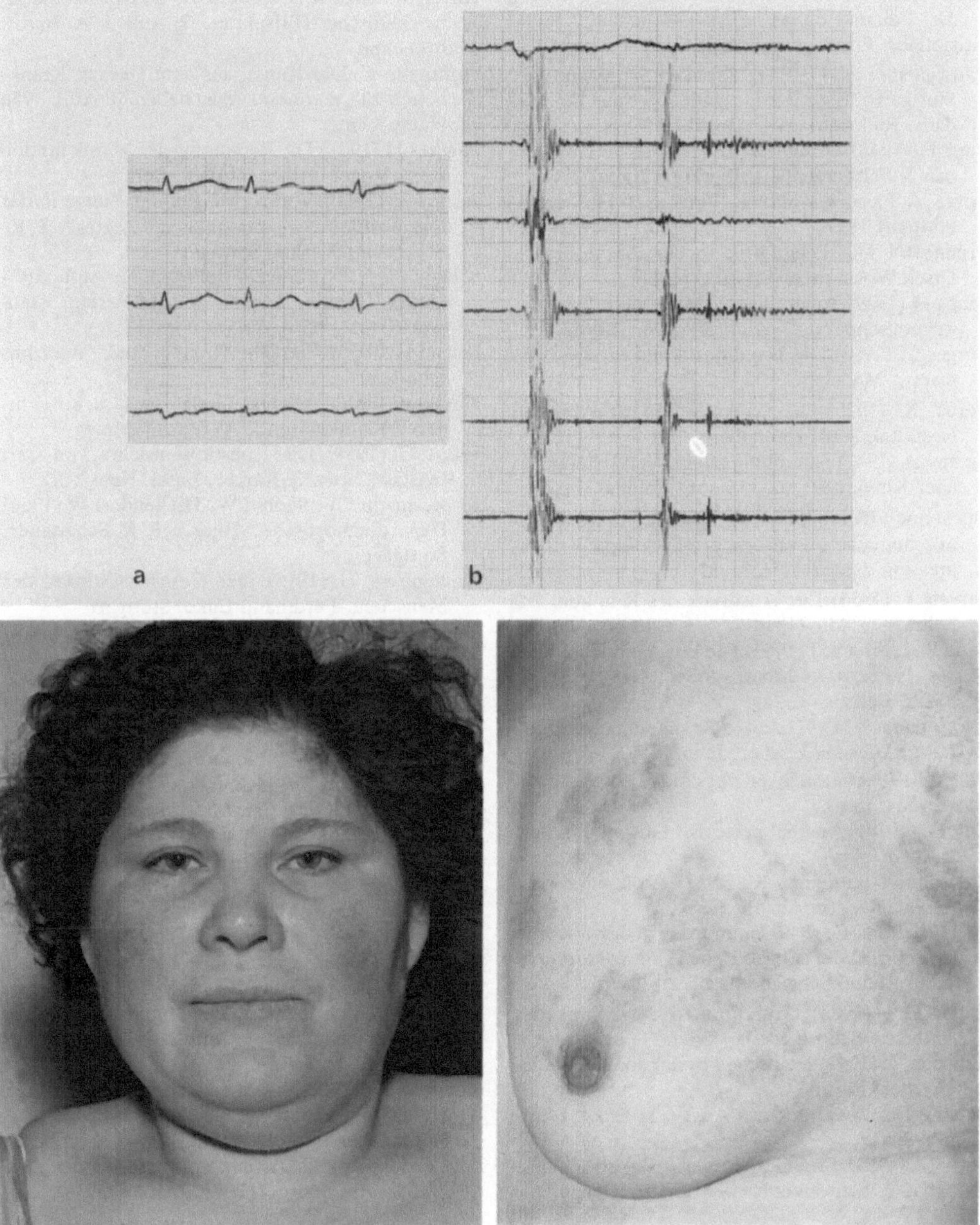
a
b

6 Literatur

Ärztl. Praxis im Bild, Nr 1, S 2. (1956) Werk-Verlag Dr. Edmund Banaschewski, München

Aristoteles: Physiognomika (384–322 v. Chr.)

Baumgärtner KH (1929) Kranken-Physiognomik. Stuttgart 1838. Neuausgabe Verlag Dr. Madaus, Radebeul (Bez. Dresden) 1929

Baur H (1948) Dringliche Diagnostik 3. Aufl. Urban & Schwarzenberg, Berlin München

Boree A Physiognomische Studien, J. Hoffmann, Stuttgart 1899

Braun RN Die Diagnostik in der Alltagspraxis. Dtsch Wochenschr 81; 1236 (1956)

Braus H (1929) Anatomie des Menschen; Bd 1 Bewegungsapparat, 2. Aufl. Springer, Berlin

Bürger M (1956) Die Hand des Kranken. J F Lehmanns, München

Carus CG (1925) Die Symbolik der menschlichen Gestalt 3. Aufl. Heidelberg

Czerny A (1942) Sammlung klinischer Vorlesungen über Kinderheilkunde. Georg Thieme, Leipzig

Duchenne GB (1876) Mécanisme de la physiognomie humaine ou analyse et physiologie de l'expression des passions 2e éd

Fervers C (1936) Der Ausdruck des Kranken. J F Lehmanns, München

Fono R, Littmann J (1957) Die kongenitalen Fehler des Herzens und der großen Gefäße. J. A. Barth, Leipzig

Friedemann M (1926) Krankenbeobachtung 2. Aufl. Gustav Fischer, Jena

Gall (1819) Anatomie et physiologie du systéme nerveux. Paris

Gill E (1978) Angina pectoris. Gustav Fischer, Stuttgart New York

Goldschmitt-Jentner RK (1957) Vollender und Verwandler. Fischer-Bücherei

Grob M, Rossi E (1949) Einführung in die moderne Diagnostik der angeborenen Angiokardiopathien. Benno Schwabe, Basel

Heller H v (1903) Grundformen der Mimik des Antlitzes. Schroll & Co., Wien

Hellpach W (1942) Deutsche Physiognomik. W. de-Gruyter, Berlin

Hersing Der Ausdruck des Auges. F. Enke, Stuttgart 1880.

Hertl M (1962) Das Gesicht des kranken Kindes. Urban & Schwarzenberg, München Berlin

Hirsch W, Rust K (1961) Praktische Diagnostik ohne klinische Hilfsmittel. 2. Aufl J. A. Barth, München

Hoffmann G Die Kunst, aus dem Gesicht Krankheiten zu erkennen und zu heilen. 3. Aufl. 1958 Haug, Ulm

Hughes H (1901) Die Bedeutung der Mimik für den Arzt. Vogel u. Kreienbrück, Berlin

Jacoby H (1960) Veränderungen der Zunge in der Diagnostik des praktischen Arztes. F. K. Schattauer-Verlag, Stuttgart

Killian H (1956) Facies dolorosa. 1. Aufl. 1934 Georg Thieme: 2. Aufl. Dustric-Verlag, Remscheid

Killian H (1956) Ärztliche Physiognomik. Medizinische 1:30

Kirchhoff Th (1909) Der Gesichtsausdruck bei inneren Krankheiten J. A. Barth, Leipzig

Kloos G (1951) Die Konstitutionslehre von Carl Gustav Carus. S. Karger, Basel, New York

Klostermann GF, Sudhof W, Tischendorf W (1964) Der diagnostische Blick. F. K. Schattauer, Stuttgart

Krukenberg H (1913) Der Gesichtsausdruck des Menschen. Ferdinand Enke, Stuttgart

Lange F (1955) Die Sprache des menschlichen Antlitzes. 4. Aufl J. F. Lehmanns, München

Lavater JK Physiognomische Fragmente zur Beförderung der Menschenkenntnis. Leipzig 1775–1778

Lommel F (1955) Betrachtungen zur Diagnostik. Ärztl. Wschr. 10, 1122

Magnus H (1885) Die Sprache der Augen. J. F. Bergmann, Wiesbaden

Mantegazza P (1890) Physiognomik und Mimik. Übersetzt von R. Löwenfeld. B. Elischer Nachf., Leipzig

Martini P (1956) Einseitigkeit und Mitte in der Medizin. In: Von ärztlichem Denken und Handeln. Georg Thieme, Stuttgart

Martini P, Welte E (1950) Die unmittelbare Krankenuntersuchung. 3. Aufl. J. F. Bergmann, München

Piderit Th (1886) Wissenschaftliches System der Mimik und Physiognomik. 2. Aufl. Meyersche Hofbuchhandlung Detmold

Rauber-Kopsch (1940) Anatomie des Menschen Bd I, 16. Aufl. Georg Thieme, Leipzig

Risak E (1942) Der klinische Blick, 6. Aufl Wien
Rutz O (1925) Vom Ausdruck des Menschen. Lehrbuch der Physiognomik. Kampmann, Celle
Schmidt-Voigt J (1958) Das Gesicht des Herzkranken. 2. Aufl 1962. Editio Cantor, Aulendorf
Schmidt-Voigt J (1971) Der Herzanfall. J. F. Lehmanns, München
Schmidt-Voigt J (1977) Herz-Kreislauf-Tests für die Praxis. Heggen, Leverkusen
Schmidt-Voigt J (1979) Kardiologie Bd I, Deutscher Ärzte-Verlag, Köln
Schmidt-Voigt J (1979) Der Koronarpatient. Pharmedia-Verlag, Recklinghausen
Venzmer G (1935) Dein Kopf – Dein Charakter. Franckh'sche Verlagshandlung, Stuttgart
Virchow H (1908) Gesichtsmuskeln und Gesichtsausdruck. Arch. f. Anatomie u. Physiologie
Volhard F (1931) Nieren und ableitende Harnwege. Handbuch inn. Med. 2. Aufl 6. Bd Teil I.
Volk G (1957) Neural-personale Diagnostik. Anleitung zur patho-physiognomischen Betrachtung des Menschen. Ulm
Wetzel H (1956) Cardial bedingte Veränderungen an der Hand. Med. Klin. 51, 1526
White P (1957) Die Schlüssel zur Diagnose und Therapie der Herzkrankheiten. Steinkopff, Darmstadt
Wüllenweber G (1947) Ärztliches Denken am Krankenbett. 2. Aufl Georg Thieme, Stuttgart

B. Lüderitz

Elektrische Stimulation des Herzens

Diagnostik und Therapie kardialer Rhythmusstörungen

Unter Mitarbeit von D. W. Fleischmann, C. Naumann d'Alnoncourt, M. Schlepper, L. Seipel, G. Steinbeck
Korrigierter Nachdruck. 1980. 229 Abbildungen, 46 Tabellen, XI, 398 Seiten
DM 68,–
ISBN 3-540-09164-5

Herzrhythmusstörungen

Herausgeber: H. Hochrein
Mit Beiträgen von O. A. Beck, F. B. Everling, H.-U. Lehmann, E. Witt
1980. 108 Abbildungen, 57 Tabellen.
XV, 298 Seiten
(Kliniktaschenbücher)
DM 29,50
ISBN 3-540-08714-1

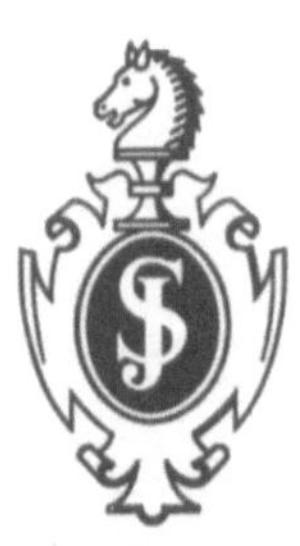

Springer-Verlag
Berlin
Heidelberg
New York

Koronare Herzkrankheit

Wertigkeit diagnostischer Verfahren und therapeutischer Maßnahmen

Herausgeber: E. Lang
Mit Beiträgen zahlreicher Fachwissenschaftler
1980. Etwa 130 Abbildungen.
Etwa 180 Seiten.
DM 29,80
ISBN 3-540-10145-4

Myocardial Failure

Editors: G. Riecker, A. Weber, J. Goodwin
Co-Editors: H.-D. Bolte, B. Lüderitz, B. E. Strauer, E. Erdmann
1977. 172 figures, 52 tables. XII, 374 pages
(International Boehringer Mannheim Symposia)
DM 48,–
ISBN 3-540-08225-5
Distribution rights for Japan:
Nankodo Co. Ltd., Tokyo

B. E. Strauer

Das Hochdruckherz

Funktion, koronare Hämondynamik und Hypertrophie des linken Ventrikels bei der essentiellen Hypertonie

1979. 50 Abbildungen, 15 Tabellen.
V, 92 Seiten
DM 24,–
ISBN 3-540-08966-7

Therapie mit Beta-Rezeptorenblockern

Herausgeber: H.-D. Bolte
Unter Mitarbeit von O. Benkert, J. Cyran, E. Erdmann, H. Kuhn, K. O. Stumpe
1979. 20 Abbildungen, 31 Tabellen.
VIII, 121 Seiten
DM 38,–
ISBN 3-540-09465-2